MANUEL
DU BÈGUE

Par M. l'Abbé J. TALAIRACH

Aumônier au Sacré-Cœur de Perpignan

Merci au nom de tous les bègues dé-
laissés qui ne sont pas assez riches pour
se déplacer et aller fréquenter les instituts des grandes villes ; par votre travail
consciencieux vous êtes devenu leur
ami et leur bienfaiteur.

Dʳ Balsan.

Prix : 5 francs

(Envoi franco contre mandat-poste)

En vente chez l'auteur

Chez Charles Latrobe
Imprimeur-Libraire
Perpignan

Chez Saint-Martory
Libraire
Perpignan

MANUEL DU BÈGUE

MANUEL

DU BÈGUE

Par M. l'Abbé J. TALAIRACH

Aumônier au Sacré-Cœur de Perpignan

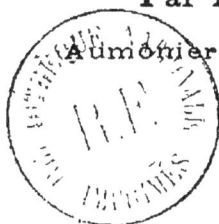

～～⌒⌒⌒～～

> Merci au nom de tous les bègues délaissés qui ne sont pas assez riches pour se déplacer et aller fréquenter les instituts des grandes villes ; par votre travail consciencieux vous êtes devenu leur ami et leur bienfaiteur.
>
> Dr Balzan.

Prix: 5 francs

(Envoi franco contre mandat-poste)

———～⌒⌒～———

En vente chez l'auteur

Chez Charles Latrobe	Chez Saint-Martory
Imprimeur-Libraire	Libraire
Perpignan	Perpignan

Droits réservés

A LA MÉMOIRE

DE MON PÈRE JACQUES TALAIRACH
Docteur-Médecin, à Perpignan

DE MON ONCLE MATERNEL JOSEPH COURP
Docteur-Médecin, à Banyuls-dels-Aspres

DE MON BEAU-FRÈRE LOUIS EY
Docteur-Médecin, à Banyuls-dels-Aspres

DÉDIÉ

A MON FRÈRE PAUL TALAIRACH
Médecin en chef de Marine à Toulon, Officier de la Légion d'Honneur

---

Merci de tes bons conseils et de tes encourage-ments fraternels; ils m'ont aidé dans une étude aride et dans une mission de charité qui peuvent être utiles à quelques disgraciés de la nature.

J. TALAIRACH.

AVANT-PROPOS

Qui sommes-nous pour aborder une question qui touche à la médecine? Nous sommes prêtre et nous ne nous en cachons pas. Ce titre fait de nous l'ami naturel du peuple. Or, c'est un fait trop certain que le plus grand nombre de bègues, proportions gardées, se trouve dans le peuple ouvrier.

A ceux qui nous contesteraient le droit d'entrer dans un domaine qui semble, de prime abord, réservé aux médecins, nous pourrions montrer M. Chervin père, instituteur, usant sa vie, il y a quelque quarante ans, à rectifier la parole des bègues. Nous pourrions aussi relater l'extrait d'un rapport présenté à l'Académie de médecine par le Dr Moutard-Martin et approuvé par elle le 5 janvier 1875. Dans ce rapport il est dit que le *redressement vocal du bégaiement est entré dans le domaine de l'enseignement et que c'est à l'intelligence du bègue que le professeur s'adresse.*

Et d'ailleurs, quoique le bégaiement soit du ressort de la médecine, pour s'en occuper, il ne serait pas nécessaire, ce nous semble, d'un diplôme officiel. De nos jours beaucoup de physiciens et de chimistes, sans être diplômés, ont fait faire à la médecine d'étonnants progrès ; ils se contentaient d'un rôle subalterne ; ils faisaient partie de ce que l'on pourrait appeler : *l'armée auxiliaire du corps médical*. Eh bien ! c'est dans les rangs de cette armée et comme simple soldat que nous combattons le bégaiement.

Deux motifs nous ont engagé à publier le résultat de nos études et de notre expérience :

1° Nous ne connaissons aucun *Manuel* qui, s'adressant directement aux bègues les instruise sur leur infirmité et leur dise, sur tous les tons, la part qu'ils doivent prendre dans leur redressement. Notre travail aura donc pour résultat de les éclairer et de les encourager dans une œuvre où l'activité personnelle joue le principal rôle.

2° Il n'existe, en France, aucune méthode courte où soient classés, numérotés et gradués les exercices des bègues. La plupart des professeurs considérant, avec raison, les exercices de leur méthode comme leur propriété, ne veulent les vendre à aucun prix. Nous comblons, ainsi, une lacune regrettable et désormais les bègues n'en seront plus réduits aux lectures fastidieuses, éternelles et souvent infructueuses ; ils pourront faire, après traitement, des exercices qui *leur sont indispensables* pour maintenir les progrès déjà acquis ainsi que pour en réaliser de nouveaux.

Nous divisons ce Manuel en trois parties. Dans la

première nous donnons à nos élèves des conseils qui sont l'essence du Manuel. Comme ces conseils sont utiles à nos élèves avant, pendant, aussi bien qu'après le traitement, nous les leur donnons dès le commencement.

Dans la deuxième partie nous essayons une monographie du bégaiement.

Dans la troisième partie nous exposons les bases de notre Méthode, et, souvent, nous empruntons des moyens curatifs à des médecins bègues qui en ont retiré pour eux de bons résultats.

Nous écrivons surtout pour les bègues ; nous ne les décourageons pas ; cependant, nous ne leur promettrons pas plus de beurre que de pain ; nous serons franc ; ainsi l'exigent la science et la plus vulgaire probité. Nous écrivons aussi pour les parents et les amis des bègues qui voudront leur être utiles : par conséquent nous tâcherons d'être pratique, simple, clair et complet, au risque de paraître quelquefois long et minutieux.

Puisse ce modeste travail faire luire un rayon de bonheur dans quelque famille où languit silencieux et triste un pauvre bègue. C'est dans ce but que nous le publions en priant Dieu de le bénir.

PREMIÈRE PARTIE

—

Conseils aux bègues.

CHAPITRE PREMIER

—

Réponse à un de nos élèves, M. X.

Perpignan, le 1er septembre 1892.

Vous me dites, mon cher ami, que vous craignez de trouver un peu longues les heures de silence qui vont s'écouler entre les cours ; vous voudriez, lorsque vous serez fatigué de faire les exercices de la Méthode, lire à loisir le résumé des conseils que je vous donne pendant la classe ; en attendant l'heure de vous battre contre les ennemis de la France vous voulez, dites-vous, vous battre contre le bégaiement, et, afin d'être plus sûr de remporter la victoire contre votre défaut, vous avez fait déjà un traité d'alliance, écrit et signé, avec vos parents et vos amis. Votre demande vous honore et vos dispositions belliqueuses me font voir que vous êtes dans les meilleures conditions pour arriver au succès ; je vais donc satisfaire vos désirs.

Cependant, je n'adresserai pas mes conseils à vous seul, je les adresserai à tous mes élèves.

Ces conseils ne sont pas d'une exécution difficile ; lorsque vous aurez commencé par mettre les premiers en pratique, Dieu aidant, vous arriverez aisément aux derniers. Leur lecture ne vous demandera pas beaucoup de temps : ils sont peu nombreux. Comme ils résument mes avis, j'ai dû les énoncer avec concision ; aussi, vous ne saisirez peut-être pas à première vue le sens de quelques-uns ; mais ne vous effrayez pas : ils seront expliqués et mis en pratique par votre professeur.

Ils éclaireront votre intelligence en vous donnant, quelquefois, la raison des exercices qui vous seront commandés ; ils seront, selon votre désir, comme un écho des leçons que vous craignez d'oublier et que vous entendrez ainsi quand vous le voudrez en dehors du cours. Mais ils ne peuvent, tout à fait, remplacer le professeur. Vous seriez, en effet, dans une dangereuse illusion si vous pensiez que vous pourrez, seul, vous corriger facilement. Un professeur vous est indispensable : 1° pour faire devant vous les exercices respiratoires, laryngiens et articulateurs ; 2° pour ne vous laisser exécuter les exercices que graduellement, en vous conduisant des plus simples aux plus compliqués ; 3° pour attirer votre attention sur la spécialité de votre bégaiement ; 4° pour vous faire constater vos progrès et vous soutenir, ainsi, à travers les difficultés que vous rencontrerez.

Pourquoi ces conseils, qui seront vos compagnons

de route, n'aideraient-ils pas aussi vos parents et vos amis pour surveiller vos exercices dans les intervalles des classes ? Faites-les leur lire ; lisez-les, relisez-les et, si vous en avez le courage, copiez-les.

Suivez-les exactement, mon cher ami, et comme tant d'autres vous réussirez à parler d'une manière régulière. Alors :

1º Vous serez content de vous-même à cause de votre succès ;

2º Vous aurez, indirectement, redressé votre caractère qui était concentré et timide, à l'excès, par le fait de votre infirmité ;

3º Vous serez délivré des railleries humiliantes de quelques condisciples espiègles ;

4º Vous pourrez, en vous surveillant, vous livrer aux charmes d'une conversation qui, auparavant, était pour vous un vrai supplice ;

5º Vous ne ferez plus souffrir ceux qui vous entendront parler ;

6º Vous pourrez reprendre sans entraves vos études classiques ou les occupations de votre profession ;

7º Vous aurez, devant vous, un plus grand nombre de carrières ouvertes ;

8º Vous aurez donné à votre volonté une nouvelle trempe qui vous servira pour lutter, avec avantage, contre les mauvaises passions et plus tard, peut-être, vous préservera de tomber dans le désespoir en face des revers de fortune ;

9º Vous pourrez mieux servir la Religion et la France ;

10° Vous aurez procuré à vos bons parents, jadis attristés par votre bégaiement, une bien douce consolation.

Nous avons remarqué que les bègues prenaient toujours un grand intérèt à tout ce que nous leur disions sur leur infirmité. Par conséquent, ne vous bornez pas à lire, à étudier et à pratiquer ces conseils ; mais lisez aussi le reste du Manuel qui ne vous parle que de vous ; lorsque vous serez fatigué par les exercices ce sera la lecture la plus utile que vous puissiez faire.

Votre professeur,

J. T.

CHAPITRE II

—

Conseils à nos élèves.

———

§ I. *Avant et pendant le traitement.*

1.

Avant même de commencer votre cours, il est nécessaire que vous ayez une entière *confiance* dans votre professeur. Il ne cherchera pas à la gagner par de *fallacieuses promesses*. Quoique, pendant le traitement, vous suiviez exactement ses conseils, il ne vous promettra pas à tous une guérison radicale et complète. Mais il vous promettra à tous une très grande amélioration dans votre état, car ses conseils seront tous basés sur la raison et la physiologie. Par conséquent, ne regardez jamais comme puérils les exercices de gymnastique verbale qu'il vous fera faire.

2.

Ayez une *volonté très ferme* de vous corriger ; cette correction qui vous sera facilitée par les leçons du professeur dépendra plus de vous que de lui. Lorsque vous êtes malades, les remèdes produisent leur effet,

indépendamment de votre volonté. Mais le bégaiement
est une habitude vicieuse. Or, pour se débarrasser
d'une mauvaise habitude il faut commencer par le
vouloir sérieusement. Il faudra donc, surtout dès le
début, que vous jouiez un rôle très actif.

3.

Soyez convaincu que si vous obéissez à votre
professeur, *avant huit jours vous lirez sans bégayer*
lorsque vous ferez attention. Vous serez amené à ce
résultat en passant doucement et insensiblement du
facile au difficile.

4.

Pendant le traitement qui ne durera que trois
semaines vous devez *suspendre tous les travaux
étrangers à l'anti-bégaiement ;* vous abandonnerez
même vos études classiques ou les occupations de
votre profession. Ainsi, vous donnerez tout votre temps
aux exercices ; ainsi, vous concentrerez tous vos
efforts dans la lutte contre cet ennemi que vous ne
connaissez que trop et que vous avez trop longtemps
nourri et fortifié.

5.

Vous recevrez deux leçons par jour et très probablement, pendant la première semaine, à chaque leçon
vous ferez un exercice nouveau. Durant les quatre
premiers jours, c'est-à-dire depuis le premier exercice
jusqu'au neuvième, vous *garderez le silence le plus*

complet, quand même vous fussiez du nombre de ces bègues qui savent parler à voix basse sans bégayer. Vous ne lirez pas, si ce n'est pour faire les exercices de la Méthode indiqués comme devoir par votre professeur. Vous ne causerez ni avec vos parents ni avec vos amis ni même avec votre professeur ; vous ne transmettrez vos pensées que par signes ou par écrit. Pour n'être pas exposé à rompre ce silence indispensable vous vous abstiendrez de jouer, ou plutôt vous jouerez beaucoup et votre jeu très utile — peut-être même très intéressant — consistera à répéter souvent, soit seul, soit avec vos parents ou amis, les exercices de la leçon précédente [1]. Cependant, le chant ne vous est pas interdit ; il vous est même conseillé. Ce silence est obligatoire : 1º afin que vous puissiez — par la cessation du bégaiement — discipliner plus facilement les agents de votre parole ; 2º afin que dans le calme — fruit de votre silence — vous puissiez porter toute votre attention sur les exercices de la Méthode ; 3º afin que vous ne repreniez l'usage de la lecture articulée et de la parole que lorsque votre instrument vocal sera accordé. Un violoniste joue-t-il avant d'avoir accordé son instrument ?

Au cinquième jour, qui correspond avec la neuvième leçon relative à la lecture, vous pourrez lire ; mais ce sera seulement au sixième jour correspondant avec la onzième leçon et la dernière, relatives à la conversation,

---

[1] Ce silence rigoureux est spécialement recommandé par le Dr Chervin et par les docteurs allemands Katenkamp et Winckcn.

que vous romprez tout à fait le silence. La lecture et la conversation méthodiques deviendront alors pour vous une obligation que vous trouverez pleine de charmes si vous avez *consciencieusement observé la consigne du silence.*

6.

Pour exécuter les douze exercices de la Méthode il vous est très utile d'étudier d'avance *leur ordre et leur graduation* qu'il ne faut jamais intervertir parce que chacun y est à sa place. La première leçon vous enseignera le premier exercice ; la deuxième leçon vous fera répéter le premier exercice et vous enseignera le deuxième exercice ; la troisième leçon vous fera répéter les deux premiers exercices et vous enseignera le troisième exercice ; ainsi de suite pour les autres leçons. Par conséquent, en recevant deux leçons par jour, à la fin de la première semaine vous saurez faire marcher, en particulier, chaque agent de la parole et vous saurez aussi les faire manœuvrer avec ensemble. Presque tout le succès du traitement dépend du zèle, de l'entrain et de l'énergie que vous déploierez pendant cette première semaine qui est la plus pénible mais aussi la plus importante. Vous aurez alors vaincu les plus grandes difficultés ; le reste du temps, jusqu'à la fin du traitement, sera consacré à vous maintenir, par des répétitions incessantes, sur le terrain conquis et à vous y fortifier.

7.

Regardez-vous comme des enfants qui apprennent
à parler. Considérez attentivement tous les exercices
que fera votre professeur seul ; puis, il les fera de
nouveau et vous *l'imiterez* en les faisant avec lui, en
commençant avec lui et en finissant avec lui, pour que
vous vous rendiez maîtres de vos muscles vocaux.

8.

Faites attention à la *distinction des trois mécanismes* qui servent à produire la parole :
1. Le mécanisme de la respiration.
2. Le mécanisme de la voix.
3. Le mécanisme de l'articulation.
Pendant les dix premières leçons de la première
semaine votre professeur vous apprendra à faire
manœuvrer successivement ou ensemble chacun de
ces mécanismes.

9.

Saisissez bien la différence qui existe entre la
respiration ordinaire et la respiration vocale. La
première qui, ordinairement, fait entrer et sortir l'air
par le nez, commence à changer dans vos poumons le
sang veineux en sang artériel. C'est la vraie respiration ; sans elle vous ne pourriez pas vivre ; mais elle
est incapable de faire vibrer vos cordes vocales et de
produire la parole. La deuxième qui fait entrer et
sortir l'air par la bouche, avec abondance, est indis-

pensable pour la parole ; elle peut remplacer la
première, mais ne peut jamais être remplacée par
elle. Malheureusement, beaucoup de bègues confon-
dent ces deux respirations, et, en tenant la bouche
fermée quand ils veulent parler, font la respiration
nasale au lieu de faire la respiration buccale.

10.

Pendant votre respiration vocale la poitrine remplit
l'office d'un vrai soufflet. La respiration vocale a trois
temps qui doivent être bien distincts et bien séparés :

    1. L'inspiration.

    2. Le repos intermédiaire.

    3. L'expiration.

11.

Avant de lire ou de parler *faites une puissante
inspiration*. C'est à dire ouvrez votre bouche, ap-
pliquez fortement la pointe recourbée de votre langue
contre le commencement de la voûte palatine[1] ; avalez
de l'air assez promptement ; mais, autant que vous
pourrez en avaler en imprimant à votre poitrine un
mouvement prononcé de bas en haut jusqu'à ce que
vous sentiez qu'elle est gonflée d'air. Vous donnez
cette position à votre langue afin que, pendant le mot
et la phrase qui plus tard suivront, votre langue qui a
une grande tendance à rester au plancher de votre
bouche soit ainsi plus docile et exécute plus facilement
la manœuvre linguale.

[1] Dr Guillaume, bègue.

Ne faites jamais l'inspiration au milieu d'un mot ou pendant la prononciation d'une syllabe ; car vous avaleriez bien peu d'air et vous n'en auriez bientôt plus pour le mot suivant ; vous feriez ainsi entendre la voix étouffée et étranglée du ventriloque. Que diriez-vous d'une ménagère qui armée d'un soufffet voudrait, sans en soulever le manche, faire flamber son feu ? Eh bien ! vous faites comme cette étourdie lorsque vous voulez parler sans avoir, d'abord, méthodiquement inspiré.

12.

Lorsque vous aurez inspiré ne rendez pas immédiatement votre air ; le moment de lire ou de parler n'est pas encore venu ; arrêtez-vous un instant pour *observer le repos intermédiaire* et donner à l'air inspiré le temps de s'emmagasiner, à son aise, dans votre poitrine.

13.

Quand votre poitrine est bien remplie d'air et que vous faites l'exercice de la respiration vocale *expirez très lentement* en prononçant avec sonorité la lettre A. C'est ce que l'on appelle : *Faire la lutte vocale.* Luttez donc en ne dégonflant votre poitrine que *peu à peu.* Au commencement cela vous sera difficile, car vous êtes habitués à dégonfler subitement votre poitrine. Mais il faudrait que , après quelques jours d'exercices fréquents, — au risque de vous fatiguer un peu — vous puissiez prolonger votre expiration pendant 20 ou 30 secondes. Vous devez faire d'une manière consciente, longtemps et souvent, ce que le libre-parlant fait d'une manière inconsciente, naturellement, sans s'en apercevoir. Lorsque vous ne faites pas cet exercice avec la voyelle A et que vous le faites dans la lecture ou la conversation, ne commencez votre expiration qu'en lisant ou en parlant ; ne donnez votre air que peu à peu, de manière à en avoir assez pour arriver à une virgule qui suspend légèrement le sens de la phrase ou à un point. Renouvelez votre provision d'air, avant même que votre poitrine soit vide, chaque fois que le sens de la phrase vous laissera un instant de répit ; mais ne vous pressez pas et ne reprenez la parole qu'en expirant.

Ces conseils sur la manière de respirer ont une très grande importance : Mac-Kormac, médecin anglais, prétend que sur 100 bègues il y en a 99 qui ne sont bègues que parce qu'ils ne savent pas respirer.

14.

Après la leçon d'anti-bégaiement, lorsque vous êtes rentré chez vous, ne croyez pas votre travail terminé. Vous devez alors *faire votre devoir* : pendant les intervalles qui séparent les classes vous devez répéter très souvent, soit seul, soit devant vos parents ou vos amis, tous les exercices qui ont fait l'objet de la classe précédente. Comme ces exercices sont mûrement réfléchis et gradués, ce travail de fréquente répétition sera pour vous le meilleur moyen de suivre, avec intérêt et profit, les exercices de la classe suivante.

15.

Battez la mesure en faisant les exercices d'articulation, en lisant et en parlant. Battez-la à un temps à chaque syllabe et avec l'avant-bras. Faites correspondre la prononciation de chaque syllabe avec l'abaissement de votre main. Quoique, au début, la mesure vous contrarie un peu, elle vous est cependant très utile : elle vous oblige à aller lentement et à syllaber. Semblable à la bride du cheval tenue par la main du conducteur elle vous empêchera d'aller trop vite et domptera peu à peu votre inflax nerveux. Battez-la après avoir, selon le conseil du Dr Colombat, rapproché le pouce de l'index ; battez-la lentement mais avec énergie.

Vous la battrez d'une manière équi-syllabique pendant le troisième, le quatrième, le cinquième, le sixième, le septième et le huitième exercice ; puis, pendant les quatre derniers, vous la battrez d'une manière non équi-syllabique, c'est-à-dire en vous arrêtant sur les syllabes longues ou lorsque le sens de la phrase demande une suspension de la voix. La mesure battue est un moyen provisoire que votre professeur vous fera abandonner dans la lecture et la conversation, si vous suivez ses conseils, dès le commencement de la troisième semaine, mais que vous devrez garder, longtemps encore, chaque fois que vous répéterez les exercices d'articulation de la Méthode. Vous ne l'abandonnerez tout à fait que lorsque vous sentirez que vous n'avez plus besoin de ce directeur ; et lorsque

vous l'aurez abandonnée vous devrez imiter pendant
longtemps les bons musiciens qui la battent mentalement.

16.

Répétez très souvent, à partir de la fin du quatrième
exercice, le petit résumé des exercices de *la gymnastique verbale :* appuyez fortement la pointe recourbée
de votre langue contre le commencement de la voûte
palatine et inspirez. Observez l'arrêt intermédiaire que
vous prolongerez un peu selon vos forces ; expirez
lentement, en maintenant la langue dans la même
position que pendant l'inspiration, en articulant les six
voyelles a, é, i — o, e, u et en observant pendant cette
articulation le mouvement de tension en arrière pour
les trois premières ainsi que les mouvements de
froncement des lèvres en avant pour les trois dernières.
Ajoutez-y trois autres respirations en tenant toujours
la langue à la même consigne ; pendant la première
expiration faites précéder chacune de ces voyelles de
la labiale B ; pendant la deuxième, de la labiale P ; et
pendant la troisième, de la labiale M. Par cette
manœuvre exagérée et très fréquente vous corrigerez
les spasmes de vos lèvres ainsi que ceux de votre
langue ; les lèvres sont les deux rails de la prononciation. Cette gymnastique assidue a été très utile au
Dr Guillaume, bègue. Un bègue la faisait dans les
rues, en s'amusant avec ses amis et même pendant
qu'il entendait jouer la musique militaire.

17.

Afin de contracter l'habitude de faire l'inspiration initiale, naturellement et sans y penser, accoutumez-vous à tenir la *bouche un peu entr'ouverte,* soit pendant la classe, soit lorsque vous êtes seuls ; mais, surtout, lorsque vous assistez à une conversation à laquelle vous pouvez prendre part. Presque tous les bègues ont habituellement les lèvres serrées l'une contre l'autre ; ils oublient ce banal dicton : pour parler il faut avoir la bouche ouverte ; ils veulent parler sans d'abord l'ouvrir pour y faire pénétrer l'air nécessaire à la parole.

18.

Lorsque vous lisez ou parlez, retirez *en arrière, en bas, la mâchoire inférieure* et *agrandissez ainsi votre bouche par les deux coins opposés.* Par là vous préviendrez la fermeture de la glotte, les mouvements convulsifs de la mâchoire inférieure et le tremblement des lèvres ainsi que leur jonction [1].

19.

Faites avec précision les exercices sur les articulations des consonnes ; mais principalement sur les articulations des syllabes commençant par les explosives P, T, K et sur la prononciation des syllabes à consonnes composées. Ces deux espèces de syllabes sont les plus traîtresses pour les bègues.

(1) Dr Colombat, p. 403. Dr Guillaume, 747.

20.

La *syllabe qui commence* l'articulation de chaque expiration est pour la plupart des bègues la clef de la phrase. Par conséquent, *prolongez-la* un peu pour dompter, dès le début de l'expiration, votre impétuosité nerveuse.

21.

Lisez méthodiquemet. Pour cela observez nos sept avis.

AVANT LA LECTURE :

1. Inspirez, la pointe de la langue recourbée et énergiquement appuyée contre le commencement de la voûte palatine.

2. Arrêtez-vous un instant pour observer le repos intermédiaire.

PENDANT LA LECTURE :

3. Retirez en bas la mâchoire inférieure.

4. Expirez peu à peu.

5. Articulez en appuyant sur la première syllabe qui commence l'expiration ; pendant toute la phrase syllabez lentement, distinctement ; exécutez avec exagération les deux mouvements opposés de la manœuvre labiale relative aux voyelles et qui sont d'une importance capitale.

6. Battez lentement, mais énergiquement, la mesure syllabique.

7. Renouvelez la respiration à chaque virgule qui suspend un peu le sens ou au moins à chaque point.

22.

Vous blàmeriez, avec raison, le piéton qui, trouvant sur son chemin une grosse pierre la heurterait avec le pied à coups redoublés, au lieu de s'arrêter un instant et de passer par côté. Il y a dans le bégaiement, aussi bien que dans la vie de ce bas monde, des difficultés qu'il faut tourner au lieu de chercher à les vaincre directement. N'imitez donc pas ce piéton insensé et lorsque *vous rencontrerez une syllabe difficile ne vous entêtez pas.* Ne faites ni efforts, ni contorsions, ni grimaces pour la prononcer. Arrêtez-vous un instant et puis tournez la difficulté ; c'est-à-dire, prononcez le mot méthodiquement comme c'est indiqué au numéro 21 ; mais, ne commencez pas par remuer votre langue ou vos lèvres, commencez par l'inspiration, et puis vous prononcerez le mot avec une étonnante facilité.

Lorsque la syllabe difficile sera dans le corps du mot ou à la fin prolongez un peu la voyelle de la syllabe qui précède.

23.

Pendant les cinq premiers jours vous vous abstiendrez de causer comme c'est entendu ; mais, à partir du sixième jour, vous devez, au contraire, parler beaucoup, pourvu que chacune de vos conversations soit faite méthodiquement, et devienne, ainsi, pour vous, un exercice profitable par l'application de la méthode. Cependant si, en consultant vos forces, vous n'êtes pas presque sûrs de parler sans bégayer, *gardez encore le silence ; mieux vaut ne pas parler que parler en bégayant.* Vos forces, vous les connaîtrez dans vos lectures, dans vos conversations avec vous-mêmes, et, surtout, dans les réponses que vous ferez aux interrogations du professeur.

24.

Vouloir parler comme tout le monde avant d'être guéri, c'est courir à une chute certaine et prochaine. Ayez donc le courage, sans craindre ce que l'on pensera de vous, de *converser* toujours *méthodiquement :* Pour cela faire, quand même vous ne devriez dire qu'une seule parole,

1. Écrivez bien nettement dans votre âme ce que vous voulez dire.

2. Lisez-le intérieurement sans vous presser.

3. Ayez la volonté d'exprimer, par la parole, ce que vous avez écrit et lu.

Puis, observez l'ordre des sept avis que nous vous avons donnés, au numéro 21, au sujet de la lecture méthodique. Lorsque vous commencerez à les mettre en pratique, il est évident que, pendant quelque temps, vous devrez aller très lentement, mais ce sera ainsi que vous vous perfectionnerez, peu à peu, dans votre nouvelle manière de parler qui, par l'habitude contraire, prendra la place de l'ancienne. Si vous ne réalisiez pas, dans l'ordre indiqué, ces 10 prescriptions vous feriez comme le laboureur qui mettrait la charrue avant les bœufs.

25.

Après la première semaine du traitement si — par suite de votre inattention — il vous arrivait encore de bégayer quelquefois, ne vous découragez pas ; ces *rechutes* doivent vous obliger à vous surveiller davanvantge.

26.

Votre professeur vous a, sans doute, indiqué la *spécialité de votre bégaiement* qui vous est rappelée par la cause de vos rechutes. Faites donc, souvent, les exercices de la méthode qui attaquent directement votre défaut spécial.

27.

Vous savez qu'avant d'entreprendre une guerre, la nation belligérante qui se sent faible et qui est prudente fait des alliances afin de s'assurer la victoire. Qui vous empêcherait de faire une *pareille alliance* avec vos parents et vos amis ? Par conséquent, lorsqu'ils verront que vous allez bégayer ou que vous avez déjà bégayé et qu'ils vous diront : *attention !* ayez le bon esprit de ne pas vous fâcher ; arrêtez-vous, inspirez et articulez méthodiquement, non pas seulement le mot difficile, mais toute la phrase, jusqu'à ce que vous la prononciez correctement.

28.

Votre expérience vous enseigne que lorsque vous vous surveillez vous ne bégayez plus. Pourquoi ne feriez-vous donc pas ce que d'autres ont fait pour triompher de cette mauvaise habitude ? Pourquoi ne *noteriez-vous pas loyalement chacune de vos chutes* dans la journée ? Pourquoi, comme le bon négociant, ne feriez-vous pas de temps à autre la balance ? n'oubliez pas que celui qui veut la fin doit vouloir les moyens. Vous le savez : les petits ruisseaux font les grandes rivières ; les petites économies commencent les grandes fortunes et les petits moyens souvent répétés, corrigent un grand bégaiement.

29.

Lorsque la première semaine du traitement est terminée, ne fuyez pas, comme auparavant, l'occasion de parler avec des personnes *inconnues* ou supérieures ; *recherchez*, au contraire, ces occasions ; ce sont de bonnes aubaines, mais à condition que vous parlerez avec elles sans fausse honte et méthodiquement; une jeune fille bègue préférait voir le monde rire de sa conversation lente et méthodique plutôt que de son bégaiement. Lorsque vous faites les exercices étant seuls ou avec votre professeur ou avec vos parents et vos amis, vous faites ce que l'on pourrait appeler la « *petite guerre* » ; mais, lorsque vous parlez devant un auditoire nombreux ou avec des personnes qui par leur position vous intimident, vous faites « *la vraie, la grande guerre.* » Vous exécutez ainsi un des exercices les plus difficiles, mais aussi un des plus utiles. N'imitez donc pas ce que fit un bègue auquel, en donnant des leçons particulières, nous faisions faire cette grande guerre : après deux minutes, il regarda sa montre et nous quitta en prétextant qu'on l'attendait ailleurs :

« Et le combat cessa faute de combattants. »

30.

Le jeu est l'exercice que vous ferez avec le plus grand plaisir : nous ne vous en blâmons pas. Mais n'oubliez pas qu'il doit, aussi, être méthodique ; c'est-à-dire que *pendant le jeu, il faut parler méthodiquement* et vous surveiller encore plus que dans la conversation ordinaire.

31.

Bientôt vous saurez, par cœur, tous les exercices de la méthode. Il y a, là, trois dangers : le danger de les abandonner à cause de leur monotonie ; le danger de les faire trop vite, et le danger de les réciter par cœur. Vous devez donc les continuer à cause de leur utilité et malgré leur peu d'intérêt ; vous devez les exécuter lentement, en bridant sans cesse votre précipitation naturelle ; enfin, quoique vous les sachiez par cœur, vous devez les lire dans la méthode. Cette lecture aura un grand avantage que n'aurait pas votre récitation : elle vous fera voir la petite barre verticale qui vous rappellera l'inspiration oubliée trop souvent par les bègues.

§ II. *Conseils à nos élèves après le traitement.*

—

Votre traitement est terminé et nous sommes arrivés au jour de votre départ ; voici donc nos cinq conseils relatifs à votre persévérance. Ce sont les plus importants, car, désormais, nous ne serons plus là pour vous guider, pour vous contrôler, pour vous relever et vous encourager. Vous avez fait le travail le plus pénible et nos derniers conseils sont d'une exécution facile ; vous seriez donc inexcusables si vous abandonniez lâchement le combat.

1.

Prenez garde ! Vous avez cessé de bégayer lorsque vous vous surveillez, mais vous n'avez pas cessé d'être bègues ; vous n'êtes donc pas radicalement guéris.

Votre ennemi que nous avons harcelé pendant trois semaines consécutives est affaibli et il s'est, pour ainsi dire, caché dans les derniers replis de votre âme ; il n'est pas vaincu. Votre bégaiement n'est que suspendu ; nous vous le disons bien haut afin de ne pas vous entretenir dans une fatale illusion. Que de bègues qui, comme vous, avaient très bien suivi le traitement et qui, parce qu'ils se croyaient guéris, sont redevenus aussi bègues qu'autrefois ! Il faut battre le fer pendant qu'il est chaud ; de même il faut combattre, sans relâche, votre bégaiement alors qu'il est très affaibli par le traitement.

2.

Persévérez dans l'emploi des moyens qui ont amené l'amélioration dont vous jouissez. Pour cela:

1. Consacrez, chaque jour, un quart d'heure à faire les 8 premiers exercices de la Méthode. Faites-les à voix haute ou moyenne ; même à voix basse, si vous le voulez, pourvu que vous vous entendiez ; mais, faites les lentement, avec énergie et netteté, en battant la mesure et en *veillant sur la manœuvre labiale.* Insistez sur les exercices qui attaquent directement votre spécialité de bégaiement et qui vous ont été particulièrement signalés par votre professeur.

2. Faites très souvent, pendant la journée, dans les moments perdus, le résumé de la gymnastique verbale.

3. Transformez chaque conversation en exercice méthodique.

4. Faites, de temps à autre, quelque lecture méthodique sur un livre de votre choix.

5. Evitez les vives émotions ainsi que la fréquentation des personnes qui parlent trop vite ou qui bégaient.

3.

Commencez ce travail de persévérance immédiatement : il doit être le *complément indispensable* de votre traitement. Vous êtes comme un soldat blessé qui a eu, pendant le combat, une jambe cassée autour de laquelle le chirurgien a mis un appareil ; il est évident que ce blessé ne devra pas enlever l'appareil sans précautions.

3

4.

Continuez ce travail pendant longtemps; car vous ne devez pas oublier que le bégaiement est une mauvaise habitude. Or une habitude mauvaise ne peut être corrigée que par une longue habitude contraire. Mais la longueur de ce temps ne dépend que de vous; nous voulons dire qu'elle dépend de la tenace assiduité de votre application. Les progrès que vous constaterez dans votre manière de parler, à la suite de cette application, seront pour vous un précieux encouragement. Etes-vous du nombre de ceux auxquels le professeur n'a pas encore osé dire d'abandonner la mesure battue et la syllabation dans les conversations et lectures ordinaires ? Ne les abandonnez que lorsque vous vous apercevrez que vous allez lentement sans leur concours ; vous les enlèverez, alors, comme on enlève les échafaudages d'une maison qui est terminée ; et dans ce cas *battez encore la mesure mentalement.* Etes-vous du nombre de ceux auxquels le professeur a dit d'abandonner la mesure battue et la syllabation dans les lectures et conversations ordinaires ? Continuez cependant chaque jour les 8 premiers exercices de la méthode, faites souvent le résumé de la gymnastique verbale et conservez le tout jusqu'à la guérison complète et radicale. Soyons franc, jusqu'au bout : le jour où vous les abandonnerez sans être tout à fait guéris *vous retomberez ;* votre chute pourra n'être pas subite, mais vous arriverez certainement au fond du précipice ; gardez-les donc, comme votre sauvegarde, tant que vous ne serez pas complètement maîtres de votre parole.

5.

Enfin et c'est là notre dernier conseil. Si vous *rechutiez* en redevenant bègue, à peu près comme autrefois, ne vous découragez pas ; dès que vous avez bien suivi votre cours vous n'avez pas perdu votre temps ; car, vous avez acquis la conviction d'une grande amélioration possible en suivant une méthode rationnelle. Soumettez-vous à un nouveau traitement sous la direction de votre professeur ou d'un autre. Dans le cas où vous ne pourriez pas recommencer un cours régulier, *ayez le courage de remonter seul le courant ;* c'est-à-dire reprenez un à un tous les exercices de la méthode, y compris le silence, pendant les premiers jours, et si vous êtes assez heureux pour obtenir un succès *soyez plus persévérants que la première fois* dans les exercices qui *vous auront aidé* à vous relever.

Conclusion des conseils.

En suivant ces conseils, nous ne craignons pas d'affirmer que, quelle que soit l'intensité de votre bégaiement, vous pouvez, *si vous le voulez énergiquement,* obtenir une amélioration telle que l'on aura peine à reconnaître votre prononciation ainsi transformée ; cette amélioration vous pourrez non seulement la conserver, mais l'augmenter dans la proportion de la ténacité dans votre persévérance. Quoique les cas de *guérison complète et radicale soient très rares*, vous pouvez, par votre travail, être du petit nombre des guéris et vous reposer alors à l'ombre des lauriers que vous aurez *vaillamment* conquis.

DEUXIÈME PARTIE

—

Monographie du bégaiement [1].

———

CHAPITRE PREMIER

—

Nature du bégaiement.

Le bégaiement est un vice de prononciation intimement lié à une névrose [2] et nettement caractérisé par des arrêts brusques ainsi que par son intermittence. Il relève de la pédagogie parce qu'il est un vice de

[1] Bégayer, du latin *bis*, deux fois ; *agere*, dire.

[2] Du grec *neuron*, nerf. Maladie sans fièvre caractérisée par des troubles fonctionnels du système nerveux, de la sensibilité et en particulier de l'intelligence. (Privat-Deschanel). « Voulons-nous maintenant nous demander la cause de ce défaut d'association, le pourquoi de ces contractions musculaires désordonnées ? Avoir montré que les muscles qui en sont affectés, lorsqu'il s'agit pour eux de concourir à un acte phonateur, fonctionnent au contraire d'une façon absolument normale toutes les fois qu'ils ont à concourir à des actes étrangers à la parole, c'est avoir montré suffisamment que la cause du désordre vient de plus loin qu'eux. Elle réside de toute évidence dans l'appareil qui régit et coordonne leur contractilité dans l'appareil nerveux. Le bégaiement est donc une *névrose*. Son intermittence suffirait d'ailleurs à le prouver. » (Dr Guillaume, *Dictionnaire des sciences médicales*).

prononciation. Il relève de la médecine parce qu'il revêt un caractère névrotique et spasmodique. Hâtons-nous de dire que cette névrose et ces spasmes sont sans influence sur la santé générale du bègue et qu'ils perdent du terrain au fur et à mesure que le bègue régularise davantage sa prononciation. Il relève de la physiologie[1] parce qu'il accuse un fonctionnement désordonné des organes matériels de la phonation. Enfin, il relève de la psychologie[2] parce qu'il présente un trouble psycho-organique, c'est-à-dire un manque d'harmonie entre l'âme qui exerce son commandement d'une manière défectueuse et les organes qui refusent leur obéissance dans l'acte de la parole. L'influence de l'âme dans le bégaiement est indéniable et nous aurons plusieurs fois occasion de la constater; les émotions quelquefois le causent et toujours l'augmentent, l'idée seule qu'il pourrait bégayer fait bégayer davantage le bègue; pour lui, la conversation est toujours plus difficile que la lecture parce que la conversation dépend plus de la vie intellectuelle de notre âme que la lecture. C'est parce qu'on a nié ou négligé dans le bégaiement le fait psychique et qu'on s'est occupé presque exclusivement de l'acte organique et matériel que l'on a fait souvent fausse route : une observation incomplète devait nécessairement aboutir à une conclusion erronée.

(1) Du grec *phusis*, nature, *logos*, discours ; science qui traite du jeu et des fonctions des organes.

(2) Du grec *psuqué*, âme, *logos*, discours. Partie de la philosophie qui étudie les facultés, les actes et les opérations de notre âme.

Il serait trop long de rapporter les nombreuses opinions émises sur la nature du bégaiement ; nous n'indiquerons que les principales. Hervez la place dans la mauvaise conformation de la langue ; Dusoit la décrit comme une névrose portant exclusivement sur les organes de la respiration ; Mme Leigh, Malebouche et Magendie n'y voient qu'une maladresse des mouvements de la langue ; Merkel la met dans une incapacité qui n'est pas un état organique, qui n'a pas de base anatomique, mais qui ne se passe que dans la sphère psychique, surtout celle de la volonté ; d'après cet auteur elle n'est fondée sur les circonstances extérieures et physiques et n'en est dépendante qu'autant que celles-ci peuvent avoir de l'influence sur l'état psychique. Guillaume et Kussmaul ne considèrent, dans le bégaiement, que la névrose spasmodique accompagnant un défaut de coordination entre les actions des appareils respiratoire, laryngien et articulateur ; enfin Rullier, Colombat et Chervin font consister le bégaiement dans une névrose spasmodique accompagnant un manque de synchronisme, d'un côté entre l'âme et les organes matériels de la parole, et, d'un autre côté entre les divers appareils qui concourent à l'acte phonateur. Nous adoptons cette dernière opinion.

Kussmaul localise ce trouble, tantôt dans le bulbe et les ganglions cérébraux, tantôt dans les organes périphériques ; mais, comme l'observe le professeur B. Ball, malgré les progrès incontestables qui ont été réalisés dans cette voie, la physiologie cérébrale est encore dans l'enfance, et la doctrine des localisations est trop sujette à contestation pour qu'il soit permis de l'adopter comme l'Évangile d'une foi nouvelle.

Afin de mieux saisir la nature du bégaiement et surtout afin de mieux distinguer ce défaut d'autres troubles de la parole, arrêtons-nous sur les termes de sa définition que nous avons donnée plus haut ; dans la troisième partie du Manuel, lorsque nous exposerons les bases de notre Méthode, nous donnerons sur sa nature des notions plus précises et plus complètes.

1. *Arrêts brusques.* Ils se produisent surtout au commencement des mots et plus particulièrement au début des phrases. Quelquefois, il n'y a qu'un seul arrêt très court et à peine sensible pour l'oreille non exercée. D'autres fois, ces arrêts sont si longs et accompagnés de tant d'efforts inutiles que le bègue fatigué, muet, finit par renoncer à la parole. Souvent, on constate des répétitions convulsives et saccadées d'un même bruit, d'une même lettre ou d'une même syllabe. Ce bruit confus, bien différent du son, fait entendre quelquefois *eee ;* mais plus souvent une consonne comme *bbb* que font les lèvres fermées, ou *lll* que produit la langue, ou *gue gue gue* qui sort péniblement du gosier.

Les répétitions ont lieu ordinairement sur les syllabes commençant par des consonnes, mais quelquefois aussi sur les syllabes commençant par des voyelles et alors le bégaiement est très accentué ; car, presque tous les bègues prononcent plus facilement les voyelles que les consonnes. L'articulation de chaque lettre

isolée s'effectue ordinairement sans arrêt; le bègue ne
s'arrête qu'à la prononciation de la syllabe, c'est-à-dire
à la liaison de la consonne simple ou composée avec la
voyelle suivante ou vice-versâ [1]. Lorsque se produisent
ces arrêts ou ces répétitions, le bègue éprouve une
grande difficulté pour faire sa respiration vocale et cette
gêne se traduit, soit par le son de la voix qui rappelle
un orateur à bout d'haleine, soit par un mouvement
de tête en avant accompagné du soulèvement du larynx.
Ce symptôme du trouble dans le rythme respiratoire
est le moins apparent, et cependant c'est lui qui doit
surtout attirer notre attention et nous guider dans le
pronostic du traitement.

Les personnes qui ne connaissent pas la nature du
bégaiement ne remarquent que les mouvements
convulsifs et les contractions musculaires du bègue ;
pour nous, leur observation ne nous est utile que
lorsqu'ils se produisent aux narines, aux lèvres ou à
la langue, parce qu'alors ils servent à spécifier la
variété du bégaiement. Mais lorsqu'ils se produisent
dans des parties du corps tout à fait étrangères à la
parole, ils ne sont pour le professeur d'aucune utilité
et n'indiquent pas, comme on le pense communément,
l'intensité du bégaiement ; ces mouvements choréiques
produits par le manque de coordination dans les agents
de la parole varient selon le tempérament ; d'ailleurs,
on trouve des individus très bègues qui réussissent à
les dissimuler ou à les supprimer complètement. Tel

---

(1) Aussi Kussmaul dit que le bégaiement est une dysar-
thrie syllabaire et non littérale.

bègue froncera les sourcils, fermera et ouvrira subitement les yeux, plissera le front et remuera ses joues ainsi que ses oreilles ; tel autre agitera convulsivement sa tête et ses bras ; et un autre sautera ou frappera du pied contre le sol. .

C'est là ce qui, hélas! le rend drôlement original et qui le décide, quelquefois, à travailler sérieusement à la correction de son défaut. Aussi, afin que le bègue puisse juger, par lui-même, de l'effet que produisent ses grimaces et ses contorsions, on a imaginé d'appliquer contre les murs de certains instituts, surtout en Russie, de grandes glaces où les bègues peuvent se mirer. Mais, à notre avis, ce moyen est plutôt nuisible qu'utile : le bègue pour savoir qu'il est la risée de beaucoup de sots n'a pas besoin de ces miroirs. Au contraire, la présence continuelle de ces glaces le porte à croire *faussement* qu'il aura réussi à corriger son bégaiement le jour où il aura réussi à dissimuler ou à retrancher totalement ces mouvements désordonnés. Après beaucoup d'efforts il réussira certainement à se rendre moins grimaçant, mais pas moins bègue ; tandis qu'il y a des bègues qui seraient presque guéris s'ils avaient dirigé, méthodiquement et scientifiquement, contre le bégaiement, les efforts inouïs qu'ils ont faits pour le masquer.

2. *Intermittence.* Le bègue articulera un mot facilement et cinq secondes après, tout en paraissant se trouver dans les mêmes conditions, il ne pourra plus le prononcer. Cette intermittence qui est très irrégulière est souvent sans cause apparente. Certains

passeront quelques jours sans bégayer, et, après ce répit, ils reprendront leur bégaiement jusqu'à une autre phase d'accalmie. On a fort de supposer que, dans ce cas, le bégaiement est léger et qu'il sera facile de le corriger ; l'expérience démontre que la correction est alors plus difficile parce que le bègue se tient moins sur ses gardes ; il caresse, en effet, l'espoir chimérique de le voir disparaître sans travail personnel, à la suite de quelques intermittences qui pourront, parfois, être plus longues mais qui, en réalité, n'en seront que plus traîtresses. La constatation de cette intermittence et de son irrégularité est très utile pour reconnaître surtout le bégaiement enfantin qui, dès le début, ne présente ni des saccades très convulsives ni des arrêts très brusques.

A l'aide de ces caractères il sera facile de distinguer le bégaiement de certains troubles de la parole dont nous n'avons pas à nous occuper et qui sont *symptômatiques* ou qui proviennent d'un défaut de conformation dans les organes phonateurs. On le distinguera aussi, facilement, de plusieurs autres défauts qui sont assez connus : tels que, d'une part, le balbutiement et le bredouillement, et, d'autre part, les diverses blésités. Le balbutiement et le bredouillement sont très différents de la blésité ; les deux premiers affectent, comme le bégaiement, non pas, précisément et toujours, telle ou telle lettre, mais s'étendent d'une manière générale sur toute la conversation, tandis que la blésité affecte telle ou telle lettre et disparaîtrait si on supprimait cette lettre rebelle. C'est pour cette raison que le balbutiement et le bredouillement se rapprochent plus du bégaiement que les diverses blésités ; cependant comme il est rare de trouver un bègue sans une blésité, ce dernier trouble comme les deux précédents doivent attirer notre attention ; et quoique notre principale tâche porte sur le bégaiement, qui de tous les vices de prononciation est le plus grave comme le plus tenace, nous estimons devoir les définir :

1° Parce que quelquefois, chez les enfants, le balbutiement et surtout le bredouillement conduisent au bégaiement ;

2° Parce que le bègue est souvent atteint d'une ou plusieurs blésités ;

3° Parce que ces notions ne seront pas inutiles à quelques professeurs, aux mères et aux sœurs aînées des bègues qui nous feront l'honneur de nous lire ;

4° Parce que la plupart des dictionnaires ne donnent à leur sujet que des définitions vagues et incomplètes ; aussi, lorsque nous avons voulu distinguer les diverses blésités nous avons dû consulter les harmonies de la langue française qui, dans la formation de ses mots, a voulu évidemment faire des onomatopées et nous avons dû prendre çà et là des tronçons de définitions. Que de mères de famille, que d'institutrices auraient pu, dès le début, avec un peu de vigilance et de sévérité faire disparaître facilement ces défauts dont la correction exigera, plus tard, un courage peu ordinaire ! Ce qui devrait les engager à une surveillance continuelle, principalement sur le bredouillement, c'est qu'il èst l'étoffe avec laquelle se font, quelquefois, les bègues [1].

ART. 1. — *Le balbutiement et le bredouillement.*

Qu'est-ce que le balbutiement ? C'est un vice de prononciation qui consiste :

1º A prolonger avec hésitation certaines lettres et à les répéter d'une manière confuse, mais sans arrêts subits et sans secousses. Ex. : E.....mile.

2º A faire précéder ou suivre certains mots d'un *e* muet ou quelquefois d'un son vague que le balbutieur fait entendre en fermant un peu les lèvres. Ex. : e.....Pierre ; ou bien m.....Pierre.

3º A répéter, avec calme, la même syllabe ou le même mot en attendant que la mémoire infidèle suggère la suite du mot ou le mot suivant. Ex. : Al.... Al.... Alphonse ; ou bien : Pauline aimait aimait aimait ses ses ses enfants. Ce défaut fatigue l'oreille de celui qui écoute. Il accompagne toujours, chez les enfants, les premiers essais de la parole ; mais comme il provient du peu de netteté et de l'hésitation dans les idées, il disparaît, presque toujours, plus ou moins promptement selon la précocité de l'intelligence de l'enfant. On le trouve cependant aussi quelquefois chez les vieillards ; mais alors, c'est que l'intelligence

(1) Tous ces vices de parole, y compris le bégaiement, n'ont été bien classés que depuis 1830 ; c'est au Dr Colombat et au suisse Schulthess qu'en revient le mérite.

a pour instrument un cerveau, ou plutôt un encéphale usé et ramolli. Enfin le balbutiement est trop souvent le défaut des écoliers paresseux qui récitent en ânonnant une leçon mal apprise.

Qu'est-ce que le bredouillement ? C'est un défaut de prononciation tout opposé au balbutiement, et qui est *beaucoup plus fréquent* que lui. Il consiste :

1º A prononcer les mots avec une si excessive rapidité qu'ils deviennent inintelligibles ;

2º A omettre des syllabes et des mots entiers. Ex. : au lieu de dire : *j'étudie ma leçon*, le bredouilleur dira : *j'édie ma çon*.

Donc, le balbutieur avait l'esprit endormi, le bredouilleur l'a trop prompt, et l'on dirait qu'ayant peur de perdre la mémoire de la fin du mot ou le fil de son idée, il a hâte d'arriver, en sautant, à la fin de la phrase. Le premier fatigue l'oreille et la patience de son auditeur. Le second fatigue son attention, car sa conversation est une énigme continuelle, et, à moins d'être habitué à ce baragoin roulant et bondissant, l'interlocuteur est constamment préoccupé pour tâcher de deviner un pareil charabia. Le bredouillement n'apparaît que lorsque l'enfant parle couramment, mais quand ce défaut est ancré, il est *plus tenace* que le balbutiement ; aussi, on trouvera, parmi les hommes faits, beaucoup plus de bredouilleurs que de balbutieurs.

Ces deux défauts qui diffèrent entr'eux sont aussi très différents du bégaiement; le lecteur l'a sans doute remarqué lorsque nous avons indiqué la nature de

chacun d'eux. Mais, voici une différence de plus :
devant les étrangers le balbutieur et le bredouilleur
qui *s'observent* suspendent leur défaut pourvu que la
contrainte qu'ils s'imposent ne soit pas de trop longue
durée ; tandis que, dans la même circonstance,
l'infirmité du bègue ne fera que se démontrer
davantage. Par conséquent, on peut affirmer, d'une
manière générale, que le balbutieur et le bredouilleur
pourront être orateurs ; le bègue ne le pourra pas à
moins que son bégaiement ne soit très léger.

ART. 2. — *La blésité et ses variétés.*

La blésité est un terme générique indiquant des
défauts de prononciation caractérisés :

1° Par la substitution d'une consonne faible, douce,
à une autre plus forte, comme dans le zézaiement ;

2° Par la substitution d'une consonne à une autre,
quelle que soit sa qualité, comme dans le chuintement
et le sesseyement ;

3° Par la déformation d'une consonne, comme dans
le susseyement. Les consonnes ordinairement subs-
tituées sont G (doux), J, S, Z, Ch ; la consonne qui
est le plus souvent déformée est S. Comme il peut y
avoir autant de blésités que de lettres dans l'alphabet,
nous ne citerons que les plus communes :

1. Le *zézaiement* est une blésité qui consiste à
prononcer le J, le G (doux), ou le Ch, comme le Z.
Ex. : lorsqu'au lieu de dire *joujou, juge, cheval*, on

prononce : *zouzou, zuze, zeval*. C'est le patois marseillais.

2. Le *chuintement*[1] est l'opposé du zézaiement ; c'est une blésité qui consiste à prononcer le S ou le Z comme le J et le G (doux) ; il consiste donc à faire chuinter les lettres qui ne sont pas chuintantes. Ex. : lorsque au lieu de prononcer *soupe, zéro*, on prononce *choupe, chéro*. C'est le patois auvergnat.

3 Le *susseyement* est une blésité qui consiste à prononcer le S ou le Z comme le *The* anglais. Au lieu de prononcer le S et le Z en laissant la langue dans la cavité buccale et en provoquant un sifflement franc, par l'application légère de la pointe de la langue contre la partie antérieure du palais de la bouche, que fait celui qui susseye ? Il fait sortir un peu le bout de la langue hors des dents, de manière à faire entendre un petit sifflement doux et sourd produit par le courant d'air qui passe entre le bout de la langue et les dents supérieures de devant. C'est la prononciation anglaise et espagnole de certaines lettres. Cette blésité est la plus répandue.

4. Le *sesseyement*[2] est une blésité qui consiste à prononcer les lettres S, C (doux), Ch, J, comme le T.

[1] Chuinter : prononcer le J et le Ch en imitant une espèce de sifflement propre à la chouette ; au reste, c'est pour cela que le J et le Ch sont appelés lettres chuintantes ; on chuinte pour les prononcer.

[2] C'est le nom que le Dr Colombat et Littré donnent à ce défaut ; mais il nous semble que Napoléon Landais qui ne donne pas ce mot dans son dictionnaire préférerait qu'on l'appelât *clichement*.

Ex. : au lieu de dire *son, cendre, chercher, jamais,*
on prononce *ton, tendre, terter, tamais.* Ceux qui
ont cette blésité au lieu de faire entendre une lettre
sifflante ou chuintante, en sifflant ou en chuintant au
moyen de la langue et du courant d'air poussé avec
énergie, font entendre la lettre forte T en appliquant
fortement la pointe de la langue contre la racine des
dents supérieures et en la détachant subitement.

Ordinairement ces blésités ne proviennent ni d'une
mauvaise conformation de la langue ou de son frein,
ni de l'arrangement des dents, mais elles viennent
d'une habitude vicieuse prise dans le jeune âge. Les
enfants, naturellement espiègles, sont disposés à
prendre les mauvaises habitudes plutôt que les bonnes ; aussi les mères de famille ne sauraient apporter
trop de soin pour corriger ces défauts dès leur
apparition. Et cependant, on trouve des mères impré-
voyantes qui, croyant que ces prononciations ajoutent
un charme particulier au babil gracieux de leur
enfant, se plaisent à bléser comme lui ; or, ces blésités
que les enfants prennent souvent chez leurs amis
ou chez leur bonne, ne les rendent pas aujourd'hui
plus intéressants, et il est certain que plus tard elles
les rendront ridicules ; elles produiront l'effet d'un
vêtement enfantin sur les épaules d'un adulte.

ART. 3. — *Correction du balbutiement,*
du bredouillement et des diverses blésités.

Quand on élève un enfant, il faut savoir faire la
part du jeune âge avec toutes ses faiblesses physiques

et morales et fermer les yeux sur beaucoup de choses ; mais il faut, aussi, voir en lui l'homme de l'avenir. Donc, lorsqu'une mère intelligente s'apercevra que son enfant a une prononciation défectueuse, au lieu de s'en amuser, elle commencera par examiner attentivement ce défaut afin de le bien caractériser et d'y appliquer le meilleur remède. Si son enfant balbutie et que l'âge du balbutiement, naturel à tous les enfants, soit passé, *elle battra la mesure syllabique* et articulera normalement, avec lui, d'une manière un peu exagérée, chaque syllabe ; le mouvement du bras de l'enfant qui, peu à peu, prendra un mouvement plus accéléré, entraînera sa langue paresseuse.

Si l'enfant bredouille elle le corrigera, facilement, par les cinq moyens suivants :

1. *Articulation régulière*, avec lui, d'une manière un peu exagérée, de chaque syllabe, en battant, avec lui, la mesure syllabique ; mais ici, il faut que cette mesure soit battue très lentement ; la lenteur du mouvement du bras retiendra la précipitation de la langue. Par sa puissance régulatrice, la mesure, qui empêchait le balbutieur d'aller trop lentement, empêchera le bredouilleur d'aller trop vite.

2. *Lecture lente dans une langue étrangère* non comprise par l'enfant.

3. *Rétraction par en bas*, pendant la lecture ou la conversation, *des muscles triangulaires et carrés du menton* qui sont au-dessous de la lèvre inférieure [1].

---

[1] Ce simple moyen a corrigé, à notre connaissance, un grand bredouilleur.

4. *Prolongation* de la première syllabe du mot ou de la phrase difficile à prononcer.

5. *Régularisation de la respiration* buccale. [1]

Si l'enfant a une blésité, la mère lira, attentivement, ce qui a rapport à la prononciation normale de la lettre blésée, dans la troisième partie du Manuel, ch. v. art. ii. Pour corriger tous ces défauts les exercices de notre Méthode relatifs à l'articulation des lettres, des syllabes et des mots seront très utiles. Il faut les faire répéter souvent, d'abord lentement, puis, un peu plus vite, d'une manière suivie, chaque jour, sans interruption de plusieurs journées, avec fermeté et douceur, jusqu'à ce que la nouvelle habitude ait pris la place de l'ancienne.

Ces considérations qui nous ont fait un peu écarter de notre chemin auront, peut-être, paru un peu longues et minutieuses ; mais nous sommes convaincu qu'elles seront utiles à ceux qui voudront établir le diagnostic du bégaiement, afin de ne pas le confondre avec les autres vices de prononciation et aux mères de famille qui nous permettront de leur redire : il en est de cès défauts comme des défauts moraux ; il vous est plus facile de les arracher aujourd'hui que lorsqu'ils seront profondément enracinés.

---

(1) Les bredouilleurs qui ne peuvent prononcer vite les fameuses phrases du D'r Colombat :
Ton *thé t'a-t-il tari ta toux ?*
Didon *dina, dit-on, du dos d'un dodu dindon ;*
les prononceront facilement en employant ces trois derniers moyens.

CHAPITRE II.

—

Origine. — Causes efficientes du bégaiement. — Étiologie.

L'anatomie démontre que le bégaiement ne vient pas d'un vice de conformation. des organes de la parole et nous pensons, avec le Dr Chervin[1], qu'il n'est pas héréditaire ; l'enfant que l'on entend bégayer, pour la première fois, avait pour ce défaut une prédisposition native ; c'était l'allumette n'attendant que le frottement pour prendre feu. Il apparait, souvent, vers l'âge de 4 ans et, peu à peu, quelquefois sans cause appréciable. Vers 7 ans il se dessine ; ce n'est plus l'hésitation habituelle du *balbutiement enfantin*, que quelques fois, l'on appelle, à tort, bégaiement enfantin, ce sont les intermittences et les arrêts de plus en plus accentués du vrai *bégaiement enfantin*. Mais, c'est vers l'âge de 12 ans qu'il manifeste nettement tous ses symptômes, et, alors, il est impossible de le confondre avec les autres vices de prononciation. Parfois, dans la vieillesse, il diminue, parce que la pensée se formant avec plus de calme, l'influx nerveux est moins impétueux et les organes manœuvrent plus lentement, partant, avec plus de précision.

A notre avis quatre causes peuvent produire le bégaiement chez les enfants et rarement chez les adultes.

(1) Du bégaiement et de son traitement.

Art. 1. — *Maladies.*

Le bégaiement vient à la suite de maladies qui ont
un caractère nerveux, comme les attaques d'épilepsie
et la chorée ou danse de Saint-Guy. Cependant, il peut
aussi apparaître à la suite de maladies aigües. Une
mère nous présenta dernièrement son jeune garçon,
qui à l'âge de 4 ans, avait eu une fièvre typhoïde ; le
Dr Donnezan, appelé auprès de lui, se basant sur
certains indices, dit aux parents : si cet enfant guérit
il sera probablement bègue ; l'enfant est guéri et
il est bègue.

Art. 2. — *Frayeurs.*

Un effroi imprévu ne produit pas seulement une
vive commotion dans l'âme, mais aussi sur le corps, à
cause de l'union intime qui existe entre les deux
substances du composé humain. Ne voit-on pas,
quelquefois, la respiration s'arrêter à la suite d'un
effroi ? L'âme, qui pour penser n'a pas besoin du corps,
a besoin de lui, dans l'état actuel, pour transmettre extérieurement sa pensée et lui commander la manœuvre
de la parole ; si elle est troublée, elle donnera son
commandement à l'encéphale, aux nerfs, et, par eux,
aux muscles d'une manière défectueuse. *La parole est*
en effet, selon la belle expression du Dr Benjamin
Ball, [1] *le miroir de l'âme ;* il est donc naturel qu'elle

[1] Introduction à la traduction de l'ouvrage du Dr Kussmaul :
« Les troubles de la parole », par Benjamin Ball, professeur
à la Faculté de Médecine de Paris.

subisse le reflet de ce trouble, de cette hésitation de
l'âme et qu'elle devienne bégayante. Plus l'encéphale
sera tendre, jeune et impressionnable, plus il subira
vivement l'ébranlement, le contre-coup de l'émotion
subite ressentie par l'âme ; voilà pourquoi c'est surtout
chez les enfants que la frayeur amène le bégaiement.
De plus, si l'effroi est très grand, il laissera dans l'âme
une impression qui se réveillera, se reflètera dans la
parole à chaque nouvelle émotion, fût-elle légère, quelle
qu'en soit la cause. C'est le cheval ombrageux qui,
effrayé une première fois devant un arbre, bronchera
chaque fois qu'il passera devant le même arbre.
Nous serions trop long si nous voulions énumérer
tous les genres de frayeur qui, surtout chez les
enfants, occasionnent le bégaiement ; il nous suffira
de dire qu'il est dangereux d'effrayer les enfants
par des peurs subites sous prétexte de leur donner
du courage. Chez les adultes il est rare qu'une
pareille cause amène de pareils effets, mais nous en
avons un exemple dans Moïse qui, d'après la *Vulgate*,
devint bègue à la suite de l'émotion ressentie lorsqu'il
entendit la voix de Jéhovah sortir du buisson ardent [1].

(¹) « Il y a quelques années, j'observai un épouvantable
bégaiement chez un jeune homme, autrefois robuste et bien
portant, qui avait, en nageur consommé, retiré de l'eau
plusieurs personnes en train de se noyer dans le lac de
Zurich. La dernière personne qu'il sauva l'entraîna au fond
du lac. Ce ne fut qu'avec peine et au milieu d'angoisses
mortelles qu'il put soulever sa lourde charge et regagner la
terre. A partir de ce jour il était bègue. »

(Dr Kussmaul.)

Art. 3. — *Imitation volontaire.*

Ici, c'est un élève paresseux qui, remarquant qu'un bègue n'est pas tenu de réciter sa leçon, simule le bégaiement pour jouir du même privilège. Au bout de quelque temps son stratagème lui a si bien réussi, qu'au lieu d'un privilège il en a deux : celui de ne pas réciter et celui d'être réellement bègue. Là, c'est un espiègle qui, pour se moquer d'un bègue, l'imite en le singeant chaque fois qu'il le rencontre ; il ne tarde pas à être châtié de sa méchanceté et devient, quelquefois, plus bègue que celui qu'il se plaisait à humilier. Plus loin, c'est le jeune homme qui devait se présenter au conseil de révision et dont parle le Dr Colombat. Il savait qu'aucune infirmité ne pouvait mieux être simulée que le bégaiement ; aussi, longtemps à l'avance, il contrefaisait à merveille le bègue, tout seul et avec tout le monde ; sa déloyauté lui réussit et il fut réformé. Lorsqu'il rentra chez lui, il voulut dire à ses parents : *Maintenant, c'est fini.* Hélas ! ce ne fut qu'après mille efforts qu'il put arriver à la fin de sa phrase. Il était devenu complètement bègue et « *jura mais un peu trop tard qu'on ne l'y prendrait plus.* »

Art. 4. — *Simple audition.*

Si le bégaiement par imitation est coupable parce qu'il est volontaire dans sa cause, celui qui provient de la simple audition est tout à fait involontaire. Un

enfant entendra souvent la conversation d'un bègue ;
cette parole bégayée passera par son nerf auditif,
pénétrera dans son encéphale et se traduira par le
bégaiement sans qu'il s'en doute. Chacun a remarqué
que les enfants, par la seule audition, prennent
l'accent, bon ou mauvais, de leurs camarades.

Une jeune fille bègue à laquelle nous avons donné
quelques leçons avait, en s'amusant, communiqué à
sa petite nièce le bégaiement par audition ; mais la
mère de cette dernière s'en aperçut à temps ; elle
empêcha la fréquentation des deux enfants et le
bégaiement enfantin de sa fille disparut. Aussi, il est
rare qu'un enfant bègue soit seul bègue dans sa
famille ; pour peu que ses frères et sœurs plus jeunes
aient une tendance au bégaiement, il les contaminera ;
le bégaiement n'est pas une épidémie, mais il est une
vraie contagion par l'oreille [1]. Il y a quelques mois un
père de famille, brave ouvrier, mais bègue, vint nous
consulter. Nous l'engageâmes, en attendant l'ouverture
du cours gratuit qui aurait lieu pendant nos vacances,
à parler très peu à ses enfants, nous lui en donnâmes
la raison et il nous répondit, très ému : « *Le conseil*
« *vient trop tard, Monsieur l'aumônier, mais*
« *ce qui me fait le plus de peine c'est de voir*
« *que, sans m'en douter, j'ai communiqué ma*
« *triste infirmité à mes pauvres enfants.* » Dans un
gros village se trouvait une famille dont plusieurs
membres étaient bègues, une petite fille très nerveuse

---

[1] On pourrait appeler cette espèce de virus *contagium
auditif*.

fut obligée de venir habiter sous le même toit ; trois mois après, elle était bègue.

Nous pourrions citer, à l'infini, de pareils exemples. Nous venons de dire que, dans une famille, rarement un bègue est seul et que la présence d'un bègue, dont le bégaiement est accentué, qui bégaie souvent à l'oreille des mêmes jeunes enfants les aura bientôt contaminés, surtout si ces enfants, par leur tempérament nerveux, sont prédisposés au bégaiement. C'est par cette présence de quelques bègues dans la même localité que nous résolvons le problème suivant : *Pourquoi dans telle localité y a-t-il tant de bègues, tandis que dans la localité voisine qui se trouve dans des conditions identiques de climat et de langage il n'y en a aucun?* Là où le bégaiement s'est installé il s'étend comme une tache d'huile. Dans l'Amérique du Nord il y a des peuplades entières tout à fait bègues. « *Me croira-t-on si j'assure que « sur douze ou quinze cents Litchaurés il n'y en a « pas un qui ne soit bègue.* » (Lettre du R. P. Petitot ; *Annales de la propagation de la foi,* 1868.) Par conséquent la prudence oblige les mères de famille qui ont des enfants jeunes à ne pas accepter, pour leur service, des personnes qui bégaient[1].

---

[1] Nous ne disons pas qu'un enfant deviendra bègue s'il entend parfois une parole bégaiée, et nous ne voudrions pas que l'on froissât l'amour-propre du bègue en établissant, inutilement et sottement, autour de lui, une espèce de cordon sanitaire. Mais nous écrivons pour les bègues ; nous savons qu'ils nous liront ; et comme nous les connaissons, nous savons combien ils seraient peinés s'ils s'apercevaient qu'ils

On trouve des professeurs hésitant à accepter des élèves qui bégaient. Ils allèguent le trouble de la classe occasionné par l'hilarité des autres élèves. Ils oublient que leur mission ne consiste pas seulement à instruire mais, aussi et surtout, à élever. Or, la présence d'un bègue leur fournit l'occasion de donner une leçon pratique d'éducation en obligeant leurs élèves à respecter une infirmité quelle qu'elle soit. Ces professeurs allèguent encore la perte de temps ; mais il n'y aurait pas de temps perdu s'ils autorisaient le bègue à écrire sa leçon pendant que les autres élèves récitent une leçon différente.

Nous avons connu un bègue que son professeur, afin d'éviter la perte de temps, harcelait pour l'obliger à réciter très vite ; ce pauvre enfant, tremblant comme une feuille, récitait ou plutôt bégaiait quelques mots et souffrait, chaque jour, un vrai martyre qui augmentait sa névrose. Pour l'honneur du corps enseignant de notre pays nous devons à la vérité d'ajouter que ce fait ne se passait pas en France. S'il indiquait chez le professeur une ignorance, en somme pardonnable, sur la question du bégaiement, il dénotait aussi chez ce *magister* une stupide cruauté.

Nous comprendrions les hésitations de ces profes-

---

ont, même sans y penser, communiqué leur triste infirmité à un seul enfant. Voilà pourquoi nous engageons les bègues qui bégaient à être prudents devant les enfants jeunes qu'ils voient souvent. Nous connaissons de ces bègues d'un sens exquis et délicat qui étant, par leur position, exposés à fréquenter beaucoup les mêmes jeunes enfants parlent très peu à côté d'eux ou ne parlent qu'à voix basse.

seurs, mais à condition qu'elles seraient appuyées sur une raison plus sérieuse, sur une précaution prophilactique, c'est-à-dire pour préserver les autres élèves des effets du *contagium auditif*. Mais ce danger devient de plus en plus rare avec l'âge avancé des élèves et la légèreté de l'infirmité du bègue. Il faut cependant faire une distinction très importante entre le bègue qui bégaie et celui qui ne bégaie pas. Le premier est celui qui présente au moins les deux symptômes indiqués dans la définition du bégaiement ; le second est celui qui, après nos cours ou après de longs exercices, balbutie encore quelques fois par inattention, mais ne bégaie pas lorsqu'il se surveille. Dans une classe d'enfants de 4 à 12 ans [1] le premier peut offrir quelque danger, tandis que la présence du second est inoffensive.

(1) Très rarement le bégaiement apparaît après l'âge de 10 ou 12 ans. (Note sur le bégaiement, Dr Chervin.)

CHAPITRE III

—

Causes qui, momentanément, augmentent ou suspendent le bégaiement.

ART. 1. *Causes qui, momentanément, augmentent le bégaiement.*

Il est augmenté surtout par le temps nuageux et chargé d'électricité, par la fatigue d'une nuit sans sommeil et par les maladies ; par les excès de tout genre et par les émotions vives de plaisir ou de peine ; par la peur de bégayer devant telle ou telle syllabe traîtresse et par la présence d'un supérieur ou d'une nombreuse assistance. Toutes ces causes occasionnent parfois, même chez les libre-parlants, quelques troubles d'intelligence amenant l'hésitation de la parole, mais ce n'est jamais avec les arrêts convulsifs du bègue qui, dans ces cas, ressent de plus les effets de sa névrose.

ART. 2.

Causes qui le suspendent momentanément.

Il est suspendu souvent par le calme de l'âme à cause du laisser aller et de l'abandon qui l'accompagnent, par la déclamation des vers à cause du rythme et de la cadence. Il est presque toujours suspendu par la parole à voix basse, surtout lorsque le bégaiement est produit par les contractions spas-

modiques des lèvres de la glotte, parce que dans cette
parole chuchotée les rubans vocaux ne font que le
minimum de vibrations nécessaires pour l'émission de
la voix. Enfin, il est toujours suspendu, sauf de très
rares exceptions, dans le chant ; d'abord parce que,
dans le chant, le bègue s'arrêtant plus longtemps sur
les voyelles que dans la conversation, sa langue n'est
pas prise au dépourvu et a le temps de virer de bord ;
mais c'est surtout, à notre avis, parce que lorsqu'il
veut chanter il sent, par instinct, qu'il doit observer
une cadence, une mesure, et faire un effort vocal ;
alors, d'une manière inconsciente, il régularise sa
respiration en dilatant sa poitrine et en la dégonflant
peu à peu.

Il y a des bègues qui veulent, en dépit de leur
infirmité, parler comme tout le monde et ils n'ont pas
la patience d'apprendre — ce qui est très facile — à
dire à voix *très basse* ou en chantant ce qu'ils diraient
par la parole ordinaire ; mais, lorsqu'ils ont appris à
se servir de la voix basse, chuchotée à l'oreille de leur
interlocuteur, ou de la voix chantée, l'emploi de l'un
de ces deux moyens peut leur être très utile dans
certains moments critiques où, à cause de leur
émotion, ils ne peuvent vaincre l'obstacle qui s'oppose
à la parole ordinaire.

Schmalz affirme que les bègues, avec très peu
d'exercice, peuvent réussir à tout dire en chuchotant.
Le bègue qui connaîtrait ce petit secret s'épargnerait
parfois beaucoup de souffrances et ferait moins souffrir
ceux qui l'écoutent.

CHAPITRE IV

—

Statistique.

En 1873, M. Chervin aîné fut chargé par M. le Ministre de l'Instruction publique de dresser la statistique des conscrits qui, pendant vingt ans, d'après l'examen des conseils de révision, furent exempts du service militaire pour cause de bégaiement. De ce travail il résultait qu'il y avait en France un minimum de six bègues sur mille hommes examinés, ce qui élevait le nombre des bègues, en y ajoutant ceux du sexe féminin, proportions gardées, à 127.916 (!)[1]

---

[1] Extrait de la statistique du bégaiement en France par M. Chervin aîné, d'après le nombre des conscrits bègues exemptés du service militaire de 1850 à 1869 sur mille conscrits examinés. Nous ne donnons que les noms des départements les plus atteints et nous négligeons les fractions en suivant l'ordre de fréquence croissante pendant la période de vingt ans. Bouches-du-Rhône, 15 — Basses-Alpes, 15· — Var, 14 — Haute-Savoie, 14 — Lot et Garonne, 14 — Lot, 14 — Gard, 13 — Drôme, 13 — Cantal, 12 — Manche, 12 — Orne, 11 — Vaucluse, 10 — Savoie, 10 — Haute-Loire, 10 — Alpes-Maritimes, 10 — Aude, 10 — Ariège, 9 — Cher, 9 — Hérault, 9 — Landes, 9 — Isère, 9 — Sarthe, 9 — Finistère, 9 — Corrèze, 8 — Pyrénées-Orientales, 8 — Calvados, 8 — Creuse, 8 — Ardèche, 8 — Gironde, 8 — Dordogne, 7 — Allier, 7 — Gers, 7 — Lozère, 7 — Hautes-Pyrénées, 7 — Loire, 7 — Eure, 7 — Hautes-Alpes, 7 — Charente Inférieure, 7 — Tarn-et-Garonne, 7 — Haute-Garonne, 7 — Somme, 7.

C'était le Midi et l'Est qui étaient le plus gravement atteints.

Or, pendant cette période de vingt ans, M. Chervin a constaté que, en général, dans les départements les plus contaminés, le nombre des bègues augmentait assez sensiblement et il fait cette juste observation : si rien ne vient arrêter les progrès du mal, on doit s'attendre, dans un avenir éloigné sans doute, à des difficultés réelles lors du recrutement pour le service militaire dans ces départements. Il serait donc à souhaiter que le gouvernement ordonnât un nouveau recensement de bègues et s'il constatait, comme c'est probable, une augmentation, nous sommes sûr qu'il aviserait aux moyens pratiques de combattre cette infirmité, soit par des circulaires adressées aux professeurs publics et privés, soit par l'ouverture de cours gratuits ou d'écoles enfantines subventionnés dans les pays qui sont le plus contaminés, soit enfin par des concours entre bègues guéris ou par des récompenses aux bègues après leur guérison radicale.

Sur dix bègues la statistique ne rencontre qu'une femme. Cette grande différence provient, à notre avis, de deux causes. Les petites filles passant une partie de leur enfance auprès de leur mère ont souvent le bégaiement enfantin prévenu ou corrigé dès son apparition ; de plus, elles ont une vie beaucoup plus calme que celle des petits garçons et elles sont moins exposées qu'eux aux frayeurs qui causent et augmentent le bégaiement. Mais si le sexe féminin est ici privilégié, on constate que les femmes bègues se corrigent moins que les hommes parce que, dans ce travail, elles déploient moins d'énergie que ces derniers.

Pourquoi, proportions gardées, y a-t-il plus de bègues parmi les pauvres que parmi les riches ? C'est parce que le langage des enfants riches est plus surveillé que celui des enfants pauvres ; puis, l'enfant pauvre devient quelquefois bègue dans ses courses vagabondes, à la suite de coups, d'accidents et d'émotions. Cependant, parmi les élèves jeunes qui suivent un cours régulier on voit que les enfants peu fortunés, *lorsqu'ils sont sérieusement surveillés par leurs parents*, se corrigent mieux que les autres ; la cause en est qu'ils se soumettent, sans respect humain, aux leçons et aux exercices de gymnastique vocale et que peu gâtés chez eux [1] ils sont habitués à se faire violence et se livrent, sans hésitation, aux exercices un peu pénibles de la Méthode.

[1] Beaucoup de parents riches se donnent le privilège, un peu cher, de gâter leurs enfants. Ils ignorent ou paraissent ignorer que la vraie éducation — quelle que doive être la fortune certaine ou problématique des enfants — consiste, non pas seulement dans la culture de l'esprit par l'acquisition des sciences humaines, mais surtout dans la formation du cœur basée sur des principes solides. Pour élever un enfant il faut fortifier son caractère, l'habituer doucement de bonne heure à la vertu, surtout à l'obéissance ainsi qu'aux petits sacrifices volontaires faits avec générosité par des motifs surnaturels. Ces parents capitulent devant tous les caprices de leurs enfants et lorsqu'ils nous présentent un enfant bègue, le caractère efféminé de l'élève paralyse les efforts du professeur qui préférerait avoir à faire à un enfant moins instruit mais mieux élevé. Il y a, heureusement, d'honorables exceptions.

CHAPITRE V

—

Aperçu historique
de la Méthode didactique.

Ce n'est que dans ce siècle que la question du bégaiement a été sérieusement étudiée. Pour corriger ce défaut on a exposé beaucoup de théories qui ont servi de base surtout à quatre méthodes.

1. *Méthode instrumentale.* Elle employait dans la bouche, tantôt entre les joues, des cailloux ou des boules, tantôt sous la langue une fourche métallique. Elle employait aussi le pince-nez.

2. *Méthode chirurgicale.* Elle faisait des incisions à la langue et des sections à son frein.

3. *Méthode médicale.* Elle n'usait que de remèdes pharmaceutiques et quelquefois du massage ainsi que de l'électricité.

4. *Méthode didactique.* Elle discipline la parole par l'instruction de ses agents. Aussi l'appelle-t-on souvent méthode de gymnastique vocale ou mieux verbale. Comme nous n'adoptons pour le redressement de nos bègues que la méthode didactique, nous donnerons quelques renseignements historiques sur ce qui la concerne sans parler davantage des autres.

1821. — Dupuytren, chirurgien en chef de l'Hôtel-Dieu, et Rullier (bègue) conseillent le ton chantant et la mesure battue ou marquée.

5

1825. — Mme Leigh, veuve, étant institutrice à
New-York, chez le Dr Yates, a pitié d'une de ses élèves
qui est bègue et entreprend de la corriger. Elle
l'observe attentivement ; elle regarde l'intérieur de la
bouche lorsque son élève parle et remarque qu'au
moment du bégaiement sa langue a une grande
tendance à rester souvent au plancher de la bouche
tandis que lorsqu'elle réussit à parler régulièrement
sa langue se dirige vers le palais ; alors chaque fois
que son élève lit ou parle elle l'oblige à relever la
pointe de la langue et à l'appuyer, en la recourbant,
contre le palais. Il paraît que son élève ne bégayait
pas quand elle employait ce moyen ; mais elle avait
une parole peu intelligible. Cette institutrice, heureuse
de sa découverte, ouvre un cours suivi par 150 bègues ;
elle ne consent à les traiter qu'à condition qu'ils ne
divulgueront pas le moyen de guérison. Un médecin
anglais, Mac-Cormack, qui se trouve à New-York
pendant que les élèves affluent au cours de Mme Leigh,
étudie pour pénétrer le fameux secret ; il ne le trouve
pas, mais il fait une découverte bien plus précieuse :
il fait faire à l'anti-bégaiement un pas de géant en
constatant que, sur 100 bègues, il y en a 99 qui ne le
sont que parce qu'ils veulent parler lorsqu'ils n'ont
pas d'air dans la poitrine ; il en conclut l'obligation de
remplir la poitrine d'air avant de parler. « Quant à
« Mme Leigh, dit le Dr Guillaume, enregistrons son
« précepte qui, tout empirique qu'il est, a cependant
« une très réelle importance à cause de l'immobilisa-
« tion de la langue au palais. »

Les bègues doivent donc de la reconnaissance à cette dame, non pas seulement à cause de ce moyen, mais parce qu'elle oblige les savants, humiliés d'être devancés par une femme, à s'occuper d'une question qui jusqu'alors n'avait attiré qu'en passant l'attention de quelques célébrités médicales. Mme Leigh vend son secret à Malebouche et celui-ci le communique au Dr Magendie qui le divulgue.

1829. — Le Dr Serre, d'Alais (bègue), constate dans le bégaiement une affection nerveuse. Il conseille de prononcer chaque syllabe d'une manière exagérée afin de prévenir la réunion involontaire des muscles de la voix. A chaque syllabe il fait exécuter à l'un ou aux deux bras, un mouvement de haut en bas qui, en déterminant la pression soudaine des poumons donne de la force au courant d'air chassé par les muscles de la poitrine. Il affirme que par ce simple procédé il est arrivé, sur lui-même, à un très bon résultat.

1830. — Le Dr Colombat donne son nom à une méthode qu'il appele : *Orthophonie*. Il emprunte à ses devanciers ce qui lui paraît le plus utile et il ouvre en France la première école de bègues.

1843. — Arago remet à l'Académie des Sciences un pli cacheté contenant une méthode nouvelle inventée par Jourdan, ouvrier mécanicien, et patronnée par le Dr Becquerel (bègue). Le bégaiement, disent-ils, est dû à ce que l'on use en souffle et non en son l'air de la poitrine. Ils en concluent qu'il faut apprendre au bègue à modérer la sortie de l'air qui doit être, tout à fait, employé à la formation du son et de la parole.

1844. — M. Chervin (père), instituteur, ouvre à
Paris une institution de bègues et, comme le
Dr Colombat, donne son nom à une méthode. Il
emploie et perfectionne quelques moyens curatifs,
employés avant lui. Il ajoute le silence initial, la
cessation des occupations étrangères pendant le traitement qu'il limite à 20 jours et une patience pleine
de tact pour gagner la confiance de ses élèves. Sa
méthode comprend deux traitements qui ont lieu
simultanément : le traitement fonctionnel consacré à
instruire, avec ordre, peu à peu, et très lentement,
les organes de la parole ; le traitement moral qui
dirige l'élaboration de la pensée et fortifie la volonté.
Il préconise la parole rythmée, cadencée et un peu
chantée.

1872. — Le Dr Guillaume (bègue) fait une étude
minutieuse et très scientifique des mouvements des
organes qui concourent à la parole chez le libre parlant ;
puis il étudie chez le bègue les divers mouvements
qui sont défectueux, et, sur cette étude comparative il
base sa méthode en faisant de la physiologie appliquée
sous forme de gymnastique vocale. C'est ainsi qu'il
discipline, d'abord successivement et puis simultanément, la respiration, la voix et l'articulation en
dissociant tous ces exercices. Il recommande surtout :

1° L'immobilisation de la pointe de la langue contre
la partie antérieure de la voûte palatine chaque fois que
le bègue fait une inspiration.

2° La manœuvre labiale qui consiste à prononcer
souvent pendant la journée les 6 voyelles en faisant

avec les lèvres leurs mouvements réguliers et même un peu exagérés. Il proteste contre les longues lectures à haute voix auxquelles certains professeurs soumettent les bègues dont ils veulent ainsi maintenir l'amélioration acquise par le traitement. Pour prévenir les rechutes, il exige, comme conditions indispensables et qui doivent être observées pendant toute la vie :

1° 8 à 10 minutes par jour de lecture à haute voix.

2° Des exercices courts et fréquents à voix basse sur la manœuvre labiale des 6 voyelles.

Il affirme que par ces moyens il est arrivé, sur lui, à une guérison presque complète et a rendu, avec un peu de surveillance, sa diction à peu près semblable à celle d'un libre-parlant [1].

1876. — Le Dr Chervin perfectionne les travaux de son père et leur donne une base plus scientifique. Il précise quelques variétés de bégaiement. Pour prévenir les rechutes chez les élèves attentifs et sérieux il suffit, dit-il, le plus souvent, de travailler pendant un mois, deux ou trois heures par jour après le traitement.

1887. — M. J. Colombat, de l'Isère, suit la méthode du Dr Colombat, à laquelle il a introduit quelques modifications, et il est nommé professeur, à

---

(1) Pour corriger le bégaiement expiré nasal, il employait quelquefois le pince-nez ; pour obliger le bègue à inspirer avant de parler et pour prévenir les mouvements convulsifs de la mâchoire inférieure, il conseillait l'osselet interdentaire. Mais nous arrivons aux mêmes résultats par la méthode purement didactique.

Paris, à l'Institut national de sourds-muets, auquel est annexée une école de bègues. Il recommande :

1º La mesure syllabique qui est la base de sa méthode ;

2º L'inspiration initiale ;

3º La tension transversale des lèvres de manière à écarter leurs commissures et à agrandir la bouche par les côtés ;

4º La rétraction énergique, par en bas, de la mâchoire inférieure ;

5º Le prolongement de la première syllabe du premier mot de la phrase dans certains cas.

CHAPITRE VI

—

Curabilité du bégaiement.

La méthode didactique, à notre avis, est la meilleure ; elle est, aujourd'hui, seule suivie en France tout en étant, cependant, un peu modifiée selon les opinions des spécialistes. Or, peut-elle guérir le bégaiement ? Telle est la question la plus pratique. Le bègue qui nous est confié ne demande pas, en général, quels moyens emploiera le professeur, mais il demande la guérison. Avant de répondre à cette question, il est nécessaire de bien définir ce qu'il faut entendre par guérison du bégaiement. Le mot guérison [1] entendu dans son acception rigoureuse indique, tout à la fois, la suppression totale du bégaiement et des moyens qui ont pu être nécessaires pour le combattre. Il implique un état tel que, à partir du jour où le traitement est déclaré terminé, le bègue peut, désormais, s'exprimer, à tous instants, comme l'individu à prononciation normale, sans prêter plus d'attention que ce dernier à sa diction, sans s'astreindre à aucun moyen artificiel et de plus, sans avoir à redouter les rechutes pour l'avenir.

La question ainsi posée es trésolue de trois manières.

[1] Du bégaiement et de son traitement, p. 12, 13, 14. Dr Guillaume.

1. Le docteur Guillaume affirme que dans l'état
actuel de la science le bégaiement est incurable. Le
faire espérer au bègue, dit-il, lui serait fatal. Mais,
par la méthode didactique, on peut arriver à le modi-
fier de la manière la plus considérable au point que,
pratiquement, cette amélioration équivaut *presque à
une guérison complète.*

2. Le Dr Chervin, qui ne donne pas la définition de
la guérison, mais qui donne, sans doute, à ce mot la
signification qui précède, a une opinion tout à fait
opposée [1]. Il affirme qu'avec sa méthode, malgré tout,
la guérison est de règle dans la grande majorité des
cas et que les cas de rechute sont rares.

3. Kussmaul [2] affirme qu'une crampe prédominante
de la glotte est une *condition fâcheuse* pour la
guérison. Il ne dit donc pas que, même dans ce cas,
la guérison soit impossible. Plus loin, il dit que les
rechutes, après le traitement, sont *fréquentes* : il ne
dit pas qu'elles soient universelles. Il admet donc la
guérison, en principe, tout en la limitant à un petit
nombre de privilégiés.

4. A notre avis, le Dr Guillaume est pessimiste,
parce qu'il y a des cas de guérison ; le Dr Chervin est
optimiste, parce que, même avec sa méthode, la
plupart des bègues traités par lui n'arrivent pas à la
guérison ; le Dr Kussmaul nous parait être seul dans
le vrai. Nous sommes convaincu que les bègues
radicalement guéris sont très rares ; hâtons-nous

[1] Du bégaiement et de son traitement, p. 12, 14.
[2] Les troubles de la parole, p. 301, 304.

d'ajouter, avec le Dr Guillaume, que l'on peut arriver à une guérison à peu près complète chez presque tous les bègues intelligents et énergiques, ce qui est très précieux, surtout lorsqu'on compare cet état à celui où se trouvait le pauvre bègue avant son traitement.

TROISIÈME PARTIE

Notre méthode didactique d'anti-bégaiment. Théorie. — Principes et procédés.

CHAPITRE PREMIER

Quelques principes et quelques procédés.

Pourquoi n'employons-nous pas la méthode *instrumentale* inventée, pratiquée et léguée, dit-on, par Démosthènes ? Parce qu'elle ne corrige pas le bégaiement qui reparaît avec la même intensité dès que l'on enlève l'instrument de la bouche. Pourquoi n'usons-nous pas de la méthode *médicale* ? Parce que nous en laissons l'emploi aux médecins qui cependant aujourd'hui ne se servent de quelques médicaments pharmaceutiques que comme adjuvants pour atténuer les effets de la névrose [1]. Pourquoi repoussons-nous

---

(1) Jusqu'ici l'expérience n'a démontré l'efficacité d'aucun médicament comme agent direct du traitement du bégaiement ; on peut cependant mettre à contribution divers agents thérapeutiques susceptibles de prêter main forte à la volonté en l'aidant à régulariser les contractions musculaires. Tels sont par exemple : l'électricité, le massage, la gymnastique générale et l'hydrothérapie. (Dr Guillaume, du bégaiement, p. 10.) A notre avis, les médicaments employés comme agents directs ont un inconvénient grave : celui de faire croire au bègue que la chose la plus importante, l'exercice de la volonté, est secondaire.

la méthode *chirurgicale ?* Parce que, dit le Dr Guillaume, elle est irrationnelle, inutile et dangereuse ;
plusieurs bègues sont morts à la suite d'hémorragies
occasionnées par des mutilations de la langue et des
sections de son frein. Elle fut introduite en France en
1841 par Dieffenbach, de Berlin ; mais, elle est
complètement abandonnée. Dans les annales du
bégaiement, les Allemands eux-mêmes donnent à
cette année le nom *d'année sanglante.*

Nous n'adoptons que la méthode purement *didactique* [1]. Elle consiste à instruire le bègue en faisant
exécuter à tous les agents de sa parole des exercices
fréquents et spéciaux [2]. Aussi l'appelle-t-on souvent
méthode de gymnastique vocale ou mieux verbale.
Elle est, de nos jours, sauf quelques variantes, la seule
employée en Europe.

En France, elle est suivie par deux écoles qui sont
rivales depuis environ quarante-cinq ans : l'École
Colombat et l'École Chervin ; la première est officielle,
la deuxième privée. Toutes les deux sont d'accord
pour le fond, mais elles diffèrent dans l'emploi de
quelques procédés qui ont leur importance et que nous
avons indiqués (deuxième partie, chapitre V.) Cependant, toutes les deux ont eu l'avantage d'être approuvées
par l'Académie de médecine « *comme rationnelles et
continuant de donner de bons résultats.* » Chaque

[1] Du grec *didasco*, j'enseigne.

[2] Par ces exercices on procède d'une manière qui ressemble un peu à celle employée pour la cure de la danse
de Saint-Guy (Dr Guillaume.)

école ayant son cachet particulier, son codex, ses traditions, ses nombreux élèves et ses succès, refuse naturellement d'admettre certains moyens curatifs de l'école opposée. Nous qui ne sommes inféodé à aucune nous avons emprunté à chacune, loyalement, sans parti pris et dans l'intérêt de nos élèves, ce que l'expérience nous a démontré de plus utile. Nous faisons, par conséquent, souvent de l'éclectisme.

Notre méthode est très simple puisqu'elle n'a que douze exercices et le traitement proprement dit est très court puisqu'il ne dure que trois semaines. La première semaine qui est la plus pénible, mais aussi la plus utile, est consacrée à monter l'instrument vocal et à le faire manœuvrer *très lentement*. En recevant deux leçons par jour, l'élève, à la fin de cette semaine, doit pouvoir lire et parler quoique avec beaucoup de précaution et de lenteur.

La deuxième semaine se passe à refaire les mêmes exercices, mais en accélérant un peu le mouvement.

La troisième est destinée à donner à l'élève le ton naturel qu'il doit perfectionner après le traitement.

Voici quelques procédés qui nous guident dans la mise en pratique de notre méthode et qui nous sont suggérés par la seule inspection du bègue. Lorsque vous êtes en présence d'un bègue qui bégaie, que constatez-vous facilement ? Trois choses : il est très intimidé, il est éreinté après une demi-heure de conversation et il veut trop se presser ; de là résultent trois conséquences qui seront notre règle durant le traitement : 1º Nous devons gagner la confiance du bègue ; 2° nous devons l'astreindre au silence et à la suspension de ses occupations habituelles ; 3° nous devons l'obliger à aller en mesure.

ART. 1. — *Confiance du bègue.*

Il est très intimidé à cause de son infirmité et des railleries, hélas ! trop fréquentes, qu'elle lui attire. Son caractère devient alors méfiant, non seulement à l'égard de ceux qui lui parlent, mais aussi à l'égard du mode de traitement qu'on veut lui faire subir. Par conséquent, nous lui donnons du courage et de la confiance en lui faisant constater chacun de ses progrès. De plus, nous tâchons de le gagner par une condescendance en rapport avec les difficultés qu'il rencontre et les efforts qu'il fait pour les surmonter. En un mot, nous cherchons à imiter le dévouement patient de la mère de famille pour son enfant malade. Le bègue ne tarde pas à s'apercevoir de l'intérêt que lui porte son professeur, il aime sa méthode et il sent redoubler son énergie.

ART. 2. — *Silence et suspension des occupations habituelles.*

Le bègue est éreinté après une demi-heure de conversation. Ses efforts le tiraillent en tous sens et le fatiguent ; il a donc besoin d'un repos relatif. Il faut que ses organes cessent de mal manœuvrer, c'est-à-dire cessent de bégayer. Par conséquent il est nécessaire qu'il observe le silence[1] afin que par la cessation de sa mauvaise habitude il discipline plus facilement sa parole lorsqu'il fera manœuvrer chaque organe en particulier.

Durant les quatre premiers jours le silence doit être complet, soit depuis le premier exercice jusqu'au neuvième. Au cinquième jour qui correspond avec le neuvième exercice relatif à la lecture nous permettons de lire méthodiquement et ce n'est qu'au sixième jour qui correspond avec les deux derniers exercices relatifs à la conversation que nous permettons de rompre tout à fait le silence et de converser méthodiquement. Lorsque l'élève a fait le neuvième et le dixième exercice qui concernent la lecture de phrases, d'abord courtes puis longues, il est étonné de s'entendre lire, *lentement* et *méthodiquement*, sans bégayer ; ses parents, ravis, commencent à avoir confiance dans la méthode, et le professeur, chaque fois qu'il constate ce petit succès chez un de ses élèves, éprouve un bonheur toujours nouveau.

De plus, afin de ne pas trop fatiguer l'élève, nous lui défendons, pendant les vingt jours du traitement, tous les travaux étrangers aux exercices de la méthode. Cette suspension des travaux habituels, même des études classiques, est d'une nécessité absolue ; le bègue doit diriger tous ses efforts ainsi que toutes ses facultés vers les exercices et leur consacrer tout son temps.

(1) Le professeur Katerkamp, à Dalmenhurst, fait précéder ses exercices d'une période de silence complet. Wincken, docteur bègue, d'après son expérience attribue une grande importance à cette pratique.

Art. 3. — *Mesure syllabique.* — *Manœuvre labiale.*
Abaissement de la mâchoire inférieure.

*Le bègue veut trop se presser surtout au
commencement du mot ou de la phrase.* Pour
prévenir et régulariser cette impétuosité nerveuse,
nous l'obligeons à battre énergiquement la mesure
syllabique à un temps avec l'avant-bras, le pouce
appuyé contre l'index (Dr Colombat) ; il doit battre
la mesure, d'abord d'une manière équi-syllabique
pendant les huit premiers exercices et puis d'une
manière non équi-syllabique pendant les quatre
derniers ; alors, il donne dans la lecture et la
conversation, à chaque syllabe, la longueur indiquée
par la prosodie du mot ou par le sens de la phrase. Le
Dr Colombat — après avoir démontré que la mesure
fait éprouver au corps un ébranlement, un frémissement involontaire et que ses propriétés lui donnent
les rapports les plus intimes avec les phénomènes de
la voix de l'homme — la compare au rythme[1] du
tambour qui fait avancer, sans lassitude, les troupes
dans une marche forcée ; aussi, pour obliger ses élèves
à parler en mesure il se servait d'un balancier[2].

Le Dr Guillaume[3] n'adopte pas la mesure, mais il
est obligé de constater qu'elle dompte, momentané-

---

[1] Du grec *ruthmos*, cadence. C'est la succession dans
un ordre régulier et par intervalles égaux d'un son, d'un
bruit ou d'un mouvement quelconque.

[2] Page 343.

[3] Page 729.

ment, le bégaiement avec une *facilité et une rapidité quasi merveilleuses*. Les bègues, dit le Dr Colombat, doivent, dès le début de leurs études, porter principalement leur attention sur la mesure ayant pour but de mettre l'influx nerveux, qui suit la pensée, en harmonie d'action avec la mobilité relative des organes de la voix. Ce moyen qui oblige le bègue à bien séparer les syllabes et qui prévient ainsi leur aheurtement n'est que provisoire. Lorsque le professeur constate que son élève peut s'en passer — ce qui arrive, ordinairement, après la deuxième semaine — il le supprime dans la lecture et la conversation, tout en obligeant le bègue à s'en servir chaque fois qu'il fait les exercices de la méthode relatifs aux lettres, aux syllabes et aux mots.

Lorsque le bègue, en dehors de ces exercices d'articulation, est dispensé de battre la mesure avec le bras, il doit, cependant, la battre mentalement comme le font les musiciens. Quelquefois l'élève regimbe au point que le professeur est obligé de céder ; mais lorsque l'élève intelligent en a constaté les avantages, et que, surtout pendant les premiers jours, son entourage a l'héroïque patience de la battre en lui adressant la parole, il finit par s'y habituer et la regarde comme le son du tambour qui le ferait marcher au pas ; quelquefois, nous l'avons vu, il la reprend volontairement, même lorsque le professeur, content de ses succès, l'en a dispensé[1]. « Si la volonté du bègue, dit le

_____

[1] Un brave bègue nous demanda un jour la permission de rebattre la mesure dans la conversation, parce que, quoiqu'il en fût dispensé, il sentait qu'il en avait besoin pour se fortifier.　　　　　　　　　　　　　　　6

« Dr Kussmaul, est soutenue par un puissant régu-
« lateur, son langage ne subit pas d'obstacles. L'élève
« doit apprendre à observer la mesure et à la conserver ;
« cette parole mesurée sera continuée, au moins
« pendant quelques mois [1]. » C'est ainsi que nous
rétablissons le *synchronisme* dans la respiration, la
phonation et l'articulation ; c'est ainsi que nous
remplaçons les mouvements convulsifs et désordonnés
par des mouvements réguliers.

De plus, pour brider l'impétuosité du bègue, nous
l'obligeons à articuler *vigoureusement* chaque syllabe,
à bien ouvrir la bouche lorsqu'il prononce certaines
lettres, et à faire la manœuvre labiale dans la lecture
ainsi que dans la conversation [2].

Enfin, pour lui faciliter l'emboîtement buccal et
empêcher l'étouffement de la voix, nous l'obligeons
avec le Dr Colombat, à abaisser fortement, dans
quelques lettres, lorsqu'il lit ou cause, la mâchoire
inférieure. Il arrive à ce résultat en s'habituant à
retirer par en bas les muscles triangulaires et carrés
du menton qui sont au-dessous de la lèvre inférieure.

La mesure battue doit être un procédé *provisoire ;*
mais les mouvements de tension des lèvres en arrière
et le froncement des lèvres en avant (voir p. 110)
ainsi que l'abaissement de la mâchoire qui accom-

([1]) Les troubles de la parole, 293, 304, çà et là.

([2]) Pour habituer un enfant bègue à cette manœuvre nous
l'avions chargé, sous la surveillance de son instituteur,
d'enseigner à de petits enfants les mouvements des lèvres
dans la prononciation des syllabes. Cet exercice l'obligeait
à faire attention et à avoir de l'assurance.

pagnaient la mesure doivent être exécutés avec encore plus de vigueur lorsqu'on l'a supprimée. Ces *mouvements exagérés doivent se prolonger jusqu'à ce que le bégaiement soit tout à fait vaincu, et, rien ne doit en dispenser le bègue.*

Dans les chapitres suivants nous allons faire, à l'égard du bègue, ce que fait un horloger qui, ayant une montre tout à fait détraquée, en examine, en détail et minutieusement, tous les rouages. Souvent nous emprunterons les théories et les procédés du Dr Guillaume que nous résumerons. Il est bègue et il ne recommande les exercices qu'après les avoir faits longuement lui-même. Le plan que nous allons suivre diffère du plan que nous suivrons dans le livre des exercices de la méthode.

En voici le motif : dans la méthode, pour faciliter le travail du bègue, nous irons du simple au plus compliqué, tandis que nous sommes obligé, ici, pour plus de clarté, à suivre l'ordre chronologique tracé par l'acte lui-même de la parole. Que faut-il faire en effet, successivement, pour converser ? Il faut surtout faire cinq choses :

1° Penser ;

2° Vouloir parler ;

3° Respirer ;

4° Faire vibrer les cordes vocales ;

5° Articuler.

De là, autant de chapitres successifs. Nous procéderons par voie de comparaison ; nous examinerons attentivement la parole, d'abord chez le libre-parlant, et

puis chez le bègue. Nous constaterons les différences;
nous remonterons aux principes psychologiques et
physiologiques, et nous en déduirons des conclusions
qui complèteront les bases rationnelles de notre
méthode.

CHAPITRE II

—

Intelligence. [1]

Dans tous les hommes sains de corps et d'esprit, la parole, qui est un des attributs exclusifs de la nature humaine [2], prend son origine [3] dans l'intelligence avec le concours de l'imagination. Notre pensée d'abord un peu vague, imagée, se *termine* dans un ou plusieurs mots — appelés pour cette raison *termes* — avec une

---

(1) Du latin : *intus, legere* ; lire dedans. Parce que notre âme après avoir revêtu la pensée d'un signe arbitraire et conventionnel qui est la parole intérieure, la lit avant de la manifester au dehors par la parole extérieure organique et articulée.

(2) « Le *don du langage*, dit le D⋅ Ball. *est l'attribut le plus caractéristique de notre espèce.* » Le perroquet n'a pas la parole ; il ne fait que répéter les mots qu'on lui a appris et qu'il n'apprendra jamais à ses petits. Voilà pourquoi M. de Quatrefages prétend, avec raison, que la parole met l'homme dans un règne spécial qui devrait être appelé : le règne humain.

(3) Nous ne voulons pas dire que le langage soit d'invention humaine, ce qui serait une erreur, même au point de vue historique ; en *fait* il est certain, d'après le témoignage de la Bible, que l'homme sorti des mains de Dieu dans un âge adulte, a reçu de lui la parole ; ceux qui affirment qu'après avoir d'abord passé par le mutisme de la bête, il a ensuite inventé peu à peu la parole n'apportent aucun document historique. Cependant, nous partageons l'opinion des philosophes d'après lesquels, *en droit* l'invention du langage ne dépasse pas d'une *manière absolue* les forces humaines. Ici, sans trancher cette question de droit, nous voulons dire que dans celui qui converse la parole est intérieure avant d'être extérieure.

rapidité qui est relative au degré de facilité d'élocution.
Chez l'individu à prononciation normale, le temps qui
s'écoule entre la parole intérieure et la parole extérieure est à peine sensible ; le bègue, non seulement
supprime cet intervalle, mais il veut faire passer la
parole extérieure avant la parole intérieure ; en
d'autres termes il veut parler sa pensée avant de
penser sa parole ; ce désordre jette dans son langage
une telle perturbation que, sous le coup de la plus
légère émotion, la pensée qui commençait à rayonner
disparaît subitement. Alors le bègue garde le silence,
ou, s'il parle, il lui arrive quelquefois de dire des
mots n'exprimant pas la pensée qu'il avait eue, ce
qui donne lieu à des quiproquos très drôles. Le
Dr Simon Pons (bègue) après avoir raconté dans sa
thèse sur le bégaiement[1] une méprise de ce genre
ajoute : « Il m'est souvent arrivé des faits analogues.
« Ainsi, un jour, devant prendre le train pour Perpi-
« gnan, j'arrive à la gare fort en retard. Je me présente
« tout essoufflé, devant le guichet, pour prendre ma
« carte. Je demeurai sans parole, *vox faucibus hœsit*,
« et ce ne fut pas sans de grandes contorsions que je
« pus répondre..... Cette, alors que j'avais l'intention
« de demander une carte pour Perpignan. »

Aussi, dit le P. Chapron[2], le bègue ne réussit à
parler que si l'intelligence parvient à dominer l'imagi-

---

[1] On trouve dans cette thèse un travail sérieux et de très
justes observations.
[2] M. Chervin et les bègues. Études religieuses, philoso-
phiques, historiques et littéraires par les Pères de la Com-
pagnie de Jésus, 1875.

nation et à fixer les idées dans une vue tranquille des termes qui les expriment. L'intelligence jouant un plus grand rôle dans la conversation que dans la lecture, pour les bègues, comme au reste pour les autres personnes, lire est plus facile que converser.

De plus, lorsque nous parlons, notre mémoire nous rappelle l'articulation syllabique des mots ; nous consultons instinctivement notre nerf auditif, qui a reçu mille fois l'impression de telle ou telle articulation et nos organes la reproduisent. Le bègue qui a la mémoire des sons et qui, pour ce motif, a souvent une voix très juste, *a peu la mémoire des articulations syllabiques ;* ainsi, il nous est arrivé maintes fois de faire prononcer à un bègue un mot très difficile en le prononçant avant lui à haute voix ; il savait comment il fallait faire pour l'articuler, mais il ne réussissait à l'articuler qu'après avoir entendu son professeur.

Par conséquent nous obligeons l'élève à répéter fréquemment, à demi-voix, les exercices qui concernent les syllabes à consonnes afin qu'il grave, par le nerf auditif, leurs articulations dans sa mémoire. Nous consacrons le neuvième et le dixième exercice à la lecture, avant de faire réciter. Dans le onzième et le douzième exercice, nous lui faisons faire une vraie gymnastique intellectuelle, pour l'habituer à faire manœuvrer normalement son imagination, sa mémoire et son intelligence. Nous lui conseillons de prolonger un peu la première syllabe de chaque phrase conversée pour que la lecture intérieure se fasse plus facilement.

Nous lui faisons faire des récitations, des monologues, des narrations vocales, des traductions et des conversations avec ses parents ou ses amis.

Au douzième exercice qui est le plus difficile, nous adressons au bègue, brusquement, des questions très variées auxquelles il doit répondre très lentement et méthodiquement. Nous le contrarions, nous attaquons ses opinions et nous provoquons des discussions qui l'obligent à se défendre. Nous lui conseillons de rechercher, comme une bonne fortune, l'occasion de causer méthodiquement avec des personnes étrangères ou supérieures. Enfin, nous l'engageons à se livrer avec ses parents ou ses amis à des jeux où il y aura beaucoup d'imprévu et où il devra parler avec méthode lorsqu'il fera ses observations sur la marche du jeu. Ainsi nous lui faisons parcourir le cadre des multiples évolutions de la pensée ; car c'est, aussi et surtout, à lui que s'adresse l'aphorisme de Boileau :

Ce que l'on conçoit bien s'énonce clairement,
Et les mots, pour le dire, arrivent aisément.

CHAPITRE III

Volonté.

Chez l'individu à prononciation normale, la volonté, avant de commander par l'encéphale aux nerfs et aux muscles, attend que la pensée soit bien nette et bien claire : cela se fait instinctivement, sans réflexion. Mais il n'en est pas ainsi chez le bègue : à peine la parole est-elle esquissée dans son intelligence qu'il commande aux organes de la traduire extérieurement. Il est évident que ce commandement venant trop tôt, les organes se refuseront à l'exécuter ou l'exécuteront mal ; c'est alors que se produit, dans le cerveau du bègue, une légère congestion occasionnée par ce désordre. Cela est si vrai que, souvent, lorsque nous voyons le bègue hésiter, sur le point de bégayer, nous lui ordonnons de s'arrêter, de réfléchir sur ce qu'il va dire et de lire attentivement sa phrase dans sa mémoire. Nous lui disons : « quand vous aurez lu intérieurement votre phrase, vous nous direz : je l'ai lue ; mais vous ne commencerez que lorsque nous vous dirons: articulez » ; après cet arrêt et après avoir entendu l'ordre du professeur nous remarquons qu'il prononce sans trébucher le mot difficile. Il ne faut pas que la volonté du bègue soit paralysée par la crainte ; il faut l'habituer à lancer avec assurance le jet vocal ; quelquefois il ne bégaie que parce qu'il a peur de bégayer.

Par conséquent, afin que le bègue contracte l'habitude de faire manœuvrer normalement sa volonté,
nous exécutons, seul devant lui, chaque mouvement,
surtout dans les premiers exercices ; puis, quand nous
l'exécutons à nouveau, il doit le commencer et le finir
avec nous. Au reste, pendant les premiers exercices
l'élève ne doit pas regarder sa méthode mais son
professeur pour copier sa manière. Une série d'actes
volontaires exécutés sous la direction du professeur
l'habitue à maîtriser, à guider le courant nerveux qui
précède et accompagne l'émission de la parole [1].

C'est ainsi que par la stratégie de l'intelligence et de
la volonté nous attaquons la variété de bégaiement qui
est la plus difficile à déraciner et qui ne capitule
qu'après toutes les autres variétés. Nous appelons
cette variété : bégaiement psycho-organique.

---

[1] Voulons-nous maintenant nous demander la cause du
défaut d'association des muscles, le pourquoi de ces
contractions musculaires désordonnées ? Les muscles n'en
sont affectés que lorsqu'il s'agit pour eux de concourir à un
acte phonateur et ils fonctionnent normalement toutes les
fois qu'ils ont à concourir à un acte étranger à la parole.
Par conséquent la cause de ce désordre vient de plus loin
qu'eux. Elle réside, de toute évidence, dans l'appareil qui
régit et ordonne leur contractibilité, dans l'appareil nerveux.
(Dr Guillaume.)

CHAPITRE IV

—

Jeu du mécanisme respiratoire.
Phénomène de la respiration.
Soufflet thoracique.

Il y a dans le bégaiement un trouble organique de
la parole. Or, la parole ne peut exister sans la voix ;
il ne peut y avoir de voix sans vibration des cordes
vocales et il ne peut y avoir de vibration des cordes
vocales sans respiration vocale. Par conséquent, pour
saisir tout à fait la nature de ce défaut et y remédier, il
est utile de rappeler quelques notions bien simples
sur certains organes matériels qui contribuent aux
phénomènes de la respiration et de la voix. Ces organes
sont, en allant de bas en haut : le diaphragme, le
thorax, les poumons, la trachée artère et le larynx.

1. Le diaphragme [1] est une membrane élastique
qui sépare l'abdomen de la poitrine et qui sert de
base à tout l'appareil vocal.

2. Le thorax [2] est une cage triangulaire limitée par
les côtes ; ces côtes mobiles sont reliées entr'elles par
les muscles intercostaux. Il renferme le cœur et les
poumons.

[1] Du grec diaphragma, cloison, à cause de son usage
et de sa forme.

[2] Du grec thorax, poitrine.

3. Les *poumons* qui remplissent presque toute la cavité thoracique sont deux organes spongieux, élastiques, embrassant le cœur et remplis d'une infinité de vésicules ou petites poches destinées à emmagasiner l'air. Ils sont en communication avec la trachée artère par deux canaux qui, comme deux dents de fourche, partent de chaque poumon et vont se confondre dans la trachée.

4. La *trachée artère* [1], qui plonge entre les deux poumons et qui les surmonte, est un canal aérien composé d'une série d'anneaux cartilagineux et superposés qui le relient au larynx.

5. Le *larynx* est un organe formé, comme la trachée artère, de plusieurs anneaux cartilagineux superposés. Il s'ouvre dans le pharynx et, par là, communique avec la bouche. Lorsque l'on porte la main sur la partie antérieure du cou on trouve un cartilage osseux qui est assez saillant chez l'homme; la science l'appelle cartilage thyroïde [2] et on l'appelle vulgairement pomme d'Adam. La *glotte* [3] est une petite fente située derrière la pomme d'Adam, allant d'avant en arrière et ayant, à droite ainsi qu'à gauche, deux rebords appelés *cordes vocales*. On l'a comparée avec raison à une boutonnière parce qu'elle en a la forme.

Il y a deux espèces de respirations : la respiration

[1] Du grec *tracus arteria*, conduit dur et raboteux qui conserve l'air.

[2] Du grec *thurios*, bouclier, parce qu'il protège comme un bouclier la glotte qui est le principal organe de la voix.

[3] Du grec *glotta*, langue.

ordinaire et la respiration vocale [1]. La respiration ordinaire commence, dans les poumons, la transformation du sang veineux en sang artériel ; elle est indispensable à la vie et a lieu de 15 à 20 fois par minute. La respiration vocale est celle qui s'effectue, pour les besoins de la parole, deux ou trois fois par minute. La première est incapable de produire la voix, parce qu'elle n'a pas assez de force pour faire vibrer les cordes vocales. La respiration vocale peut remplacer la respiration ordinaire ; mais celle-ci ne peut remplacer celle-là. Donc, tout ce qui concerne la respiration vocale est d'une importance majeure ; aussi, il faut bien apprendre au bègue à la distinguer de la respiration ordinaire, car il les confond souvent dans la pratique, en faisant la respiration ordinaire au lieu de la respiration vocale.

ART. 1. — *Analogies et différences entre les deux respirations.*

§ 1. Ce qui est commun aux deux respirations.

Elles ont de commun les trois opérations successives : L'inspiration, le petit repos intermédiaire et l'expiration.

L'instinct de la conservation ou de la parole nous porte à faire pénétrer, dans nos poumons, l'air qui est nécessaire pour la vie ou pour la voix. Alors, le

[1] Dr Guillaume.

diaphragme se contracte et il s'aplanit ; les côtes, sous l'influence des muscles inspirateurs, s'élèvent un peu, de sorte que la chambre du thorax se trouve agrandie en long et en large ; les poumons obéissent à ce double mouvement et dilatent leurs tissus. Par suite de cette dilatation, le peu d'air qu'ils contiennent est raréfié, et comme l'air intérieur n'est plus alors en équilibre avec l'air extérieur, celui-ci se précipite pour remplir ce vide relatif ; il entre par la bouche ou les fosses nasales, dans le larynx, traverse, silencieusement, la fente de la glotte, passe par la trachée artère et par les deux bronches, puis, va remplir les vésicules des poumons.

Lorsque, après un instant de repos, l'air est emmagasiné dans les poumons, l'expiration a lieu ; le diaphragme remonte vers le thorax et les côtes reprennent peu à peu leur première position. Les poumons pressés de toutes parts cédant à leur élasticité reviennent sur eux-mêmes et se compriment ; par ce mouvement de compression, l'air est chassé des vésicules pulmonaires et traverse le même chemin qu'il avait suivi pendant l'inspiration. Il passe par les deux bronches, la trachée artère, la fente de la glotte et le larynx ; puis il est expulsé. Ce double mouvement d'inspiration et d'expiration peut être facilement perçu si l'on met une main sur la poitrine et l'autre sur l'abdomen. Il y a donc un grand rapport entre le jeu de nos poumons et celui d'un *soufflet ;* aussi nous appelons, avec le Dr Guillaume, notre poitrine un soufflet thoracique.

§ 2. — Ce qui est particulier à chacune des deux respirations.

En quoi ces deux espèces de respirations diffè-rent-elles ?

Elles diffèrent dans certaines particularités concer-nant la manière dont se font les trois temps de la respiration.

1. — L'inspiration, dans la respiration ordinaire, se fait principalement par le nez ; tandis que, dans la respiration vocale, elle se fait, surtout, par la bouche.

2. — Le petit repos suspensif, dans la respiration ordinaire est à peine sensible, tandis que dans la respiration vocale, il est plus sensible et peut être prolongé un peu à volonté.

3. — L'expiration dans la respiration ordinaire se fait d'un seul trait, en deux secondes, et d'une manière passive ; l'élasticité, surtout des muscles de la poitrine, les faisant revenir sur eux-mêmes, suffit pour la sortie de l'air ; au contraire, l'expiration vocale peut durer jusqu'à 30 secondes, tantôt d'une manière suivie, tantôt entrecoupée par de petits arrêts volontaires. L'habileté de celui qui fait son expiration vocale consiste à s'opposer au retrait subit des parties disten-dues et à graduer, ainsi, le débit de l'air, en luttant contre la compression des muscles du thorax. C'est ce que l'on appelle *la lutte vocale*. De plus, l'expiration ordinaire en passant par la fente de la glotte ne produit pas de son, tandis que l'expiration vocale peut en

produire ; sous l'empire de la volonté les muscles du larynx se contractent, les ligaments des cordes vocales rapprochés et tendus frémissent, vibrent sous le courant d'air lancé avec force par les poumons ; cette vibration se communique à l'air et la voix se fait entendre. Plus les cordes vocales sont courtes et minces, plus le son est élevé ; voilà pourquoi la voix des femmes et des enfants est plus haute que celle de l'homme fait.

Ces deux sortes de respirations dont nous avons suivi le mécanisme, s'effectuent-elles chez le bègue d'une manière normale ? Les trois opérations de la respiration ordinaire se font chez lui d'une manière régulière ; mais il fait souvent très mal les trois temps de la respiration vocale. Prenons donc le bègue sur le fait et, armé de nos données, examinons, dans l'acte du bégaiement chacune de ces trois opérations.

ART. 2. — *Le bègue et l'inspiration vocale.*

§ 1. Tantôt il ne la fait pas.

Il ne la fait ni au commencement de chaque phrase, ni lorsque le sens est un instant suspendu : il est pressé et il la supprime tout à fait. Ses lèvres sont ordinairement froncées, ses dents sont serrées et lorsqu'il ouvre la bouche, ce n'est pas pour inspirer, c'est pour rejeter, par une prompte expiration, le peu d'air qu'il avait dans les poumons. Il est comme le chasseur qui tirerait sur le gibier avant d'avoir chargé son fusil. Quand oublie-t-il l'inspiration ? c'est surtout lorsque le travail de la pensée, dans la conversation, doit précéder celui de la parole.

§ 2. Tantôt il la fait comme il ne faudrait pas.

Afin d'exprimer plus tôt sa phrase, il la fait comme une inspiration ordinaire ; lorsqu'il veut parler, il inspire par le nez au lieu d'inspirer par la bouche. Or, cette inspiration est incapable de faire vibrer, à son retour, les cordes vocales.

Quelquefois, il ouvre instinctivement la bouche pour faire une inspiration vocale ; mais l'air ne peut y pénétrer à cause du mouvement de ses lèvres ou du tremblement convulsif de sa langue ; et lorsqu'il y entre, il ne peut pénétrer plus avant, soit parce que la langue est collée contre le palais, soit parce que le dos de celle-ci ferme le passage du pharynx. Même alors il ne peut inspirer, et ses efforts, ses contorsions, ne font qu'augmenter cette impossibilité. S'il réussit à faire arriver l'air jusqu'à ses poumons, cette inspiration est trop brusque ou trop courte, par conséquent impuissante.

§ 3. Tantôt il la fait quand il ne faudrait pas.

Il la fait à l'envers, c'est-à-dire pendant qu'il articule les mots ; son bégaiement est alors appelé *inspiré*. Lorsqu'il sent qu'il n'a pas d'air vocal dans la poitrine, au lieu de s'arrêter et de faire une forte inspiration, il s'entête et inspire à tort et à travers. Mais toutes ses inspirations étant faites à contre-temps, sont incomplètes ; il est toujours à bout d'haleine et essoufflé ; sa voix ressemble tantôt au sanglot, tantôt au hoquet, tantôt à la voix étouffée et caverneuse du ventriloque.

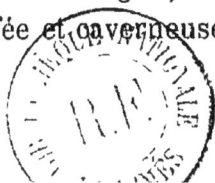

Une observation attentive nous a permis de compter douze fautes que font quelquefois les bègues dans le seul acte de l'inspiration :

1º Ils n'inspirent pas.

2º Ils inspirent par le nez.

3º Ils inspirent par la bouche, mais trop vite.

4º Ils inspirent par la bouche ; mais au lieu de ne faire qu'une inspiration bien large, ils en font successivement, d'une manière convulsive, trois ou quatre qui sont nécessairement incomplètes.

5º Ils inspirent par la bouche ; mais leurs lèvres tremblotantes s'opposent au passage libre de l'air.

6º Ils inspirent par la bouche ; mais leur langue collée contre le palais arrête l'air.

7º Ils inspirent par la bouche ; mais les agitations convulsives de la langue s'opposent au courant de l'air.

8º Ils inspirent par la bouche ; mais le dos de la langue ferme l'ouverture de l'isthme du gosier.

9º Ils inspirent par la bouche ; mais à l'envers, c'est-à-dire pendant qu'en inspirant ils prononcent un mot.

10º Ils inspirent par la bouche ; mais entre deux syllabes du même mot.

11º Ils inspirent par la bouche ; mais entre deux mots essentiellement unis par le sens.

12º Ils inspirent par la bouche ; mais lorsqu'ils n'ont plus d'air dans la poitrine, au lieu d'inspirer avant que la provision d'air contenue dans les poumons ne soit tout à fait épuisée.

ART. 3. — *Le bègue et le repos intermédiaire vocal.*

Il le supprime ou l'effectue à peine sensiblement
et le fait comme celui de la respiration ordinaire. Il le
fait trop vite et commence à parler sans attendre que
l'air inspiré soit bien emmagasiné dans la poitrine. Sa
halte, au lieu d'être calme et susceptible d'être prolongée
comme celle du libre-parlant, est convulsive, et il prépare
ainsi très mal l'expiration ; d'autant que, par ses
mouvements désordonnés, il dépense inutilement sa
provision d'air. Dans ce cas cette variété de bégaiement
s'appelle bégaiement *expiré par anticipation.*

ART. 4. — *Le bègue et l'expiration vocale.*

Continuant à confondre les deux espèces de respiration, il fait son expiration vocale comme s'il s'agissait
d'une expiration ordinaire. Il expire trop vite et il
expire quelquefois par le nez. L'habitude d'expirer
trop vite ou d'expirer trop d'air à la fois rend ses
expirations très courtes. Avec une montre à secondes,
on constate que l'expiration du libre-parlant dure
environ de 20 à 30 secondes, tandis que celle du bègue,
même faite à blanc, n'atteint presque jamais 15 secondes. Un spiromètre démontre que dans une syllabe il
dépense quelquefois le litre d'air qui, bien ménagé,
aurait pu lui servir pour une longue phrase. On
appelle cette variété de bégaiement *expiré par
anticipation,* comme celle de l'art. 3.

D'où vient cette expiration défectueuse, alors que

son inspiration et sa halte intermédiaire ont été physiologiquement bien exécutées ? Cela vient de ce qu'il ne sait pas faire sa lutte vocale ; il ne sait pas graduer, peu à peu, le retrait des muscles distendus par l'inspiration. Aussi, avec certains bègues, il nous suffit de jeter un coup d'œil sur la trotteuse de la montre pour juger l'intensité de leur bégaiement et les progrès qu'ils font dans leur redressement. Mais, non contents de dépenser inutilement l'air par la bouche, ces prodigues le dépensent quelquefois, en pure perte, par le nez, surtout dans les mots où se trouvent les explosives ou les demi-explosives P, T, K et B, D, Gue. On appelle cette variété de bégaiement *expiré nasal.*

Pour s'assurer si un élève est affecté de ce bégaiement on peut employer deux moyens bien simples et très sûrs. Pendant que l'élève fait le septième exercice de la méthode on met sous son nez un petit miroir ou une feuille de papier sur laquelle se trouve un peu de cendre. Si la glace est ternie par une légère vapeur, ou si la cendre s'agite un peu, c'est une preuve qu'il se perd de l'air vocal par le nez, alors qu'il devrait ne passer que par la bouche. Cet exercice est fait exprès : il n'y a aucune nasale.

Par conséquent, afin de lui faire perdre l'habitude de substituer la respiration nasale à la respiration buccale, nous lui faisons saisir la différence entre les deux et nous les lui faisons quelquefois exécuter l'une après l'autre. Nous lui apprenons à distinguer surtout les trois temps de la respiration vocale en les comptant lui-même avec les doigts. Au risque de se fatiguer un peu, il faut qu'il fasse beaucoup de respirations vocales méthodiques ; mais il doit les faire très lentement :

1° Il se tient debout, les épaules en arrière et la poitrine saillante afin de faciliter le jeu des muscles du thorax.

2° Il refoule dans le pharynx sa langue dont la pointe s'appuie au commencement de la voûte palatine [1] et abaisse la mâchoire inférieure en ayant soin d'ouvrir sa bouche autant qu'il le pourra, quoique ces positions le gênent un peu.

3° Il ne fait durer son inspiration calme et non bruyante que trois ou quatre secondes.

4° Il attend le signal du professeur pour commencer l'expiration.

5° Il prononce la lettre A pendant l'expiration, et il la prononce d'une manière sonore, afin que son professeur puisse contrôler le temps de la durée de l'expiration.

6° Il retient les muscles de sa poitrine, pour prolonger l'expiration, autant qu'il le peut.

---

[1] Ainsi que tout le monde peut le vérifier sur soi-même, en portant un doigt sur la saillie appelée pomme d'Adam, cette position de la langue fait cesser le resserrement de la glotte, laisse les cordes vocales dans le relâchement et permet à l'air de sortir facilement. L'ouverture glottale se trouve en ce moment agrandie parce que la rétraction de la langue dans le pharynx refoule inférieurement le larynx qui se trouve alors dans le plus grand abaissement possible. Pendant le bégaiement, cet organe est ordinairement très élevé, ce qui rétrécit la glotte dont les lèvres se rapprochent quelquefois au point de s'opposer à la sortie de l'air. (E. Colombat, Traité d'orthophonie, page 351.)

Nous avons remarqué que lorsque quelqu'un fait, en même temps que le bègue, cet exercice, l'expiration du bègue est souvent plus longue qu'elle n'aurait été s'il avait fait seul cet exercice ; cela provient de l'émulation et de l'instinct qui le porte naturellement à l'imitation.

Afin de lui rendre l'inspiration initiale plus naturelle et plus facile, nous l'engageons quand il est seul, mais surtout quand il assiste à une conversation à laquelle il peut prendre part, à avoir, autant que possible, la bouche légèrement entr'ouverte. On remarquera que les bègues ont, en général, une grande tendance à avoir, dans le silence, les lèvres fermées et même quelquefois froncées.

CHAPITRE V

—

Jeu du mécanisme laryngien.
Phénomène de la voix.
Instrument de la parole.

Ici, il ne sera question que de la respiration vocale qui seule affecte la glotte. Dans le fonctionnement de cet appareil deux faits concernant les cordes vocales sont certains : 1º elles s'écartent pendant l'inspiration — excepté dans la parole des ventriloques, dans le hoquet et le sanglot — pour laisser un libre passage à l'air inspiré ; 2º elles se rapprochent par leur tension pendant l'expiration afin de produire des vibrations et du son par le moyen de l'air expiré. La glotte du bègue exécute, ordinairement assez bien, ces deux actes lorsqu'il s'agit d'un son voyelle isolé ; mais les difficultés commencent lorsque ce son voyelle est joint à un autre son voyelle formant une diphtongue, et elles augmentent lorsqu'une consonne vient s'ajouter à un son voyelle. Examinons ce qui se passe chez le bègue, dans le fonctionnement de l'appareil glottique, au moment de ces difficultés laryngiennes.

ART. 1. — *L'inspiration vocale et la glotte du bègue.*

Lorsque le bègue a inspiré normalement, l'air trouve souvent un obstacle devant la glotte fermée ou à peine entr'ouverte. Ce qui le démontre c'est que les lèvres de la bouche sont très probablement, à l'instant de la prononciation, en synergie d'action avec les lèvres de la glotte [1]. Or, très souvent, pendant que le bègue inspire, les lèvres de sa bouche, après s'être contractées convulsivement et involontairement, se resserrent et se ferment. Aussi il y a des bègues qui, sentant qu'un obstacle s'oppose au passage de l'air qu'ils ont avalé, se plaignent de ce que, en ce moment, leur larynx est bouché.

ART. 2. — *L'expiration vocale et la glotte du bègue.*

Même lorsque le bègue a fait d'une manière régulière toute son inspiration et que sa poitrine est remplie d'air, il lui arrive quelquefois de ne pouvoir commencer sa phrase ; cela vient ordinairement de ce que sa glotte, s'étant tout à fait refermée, empêche la sortie de l'air. Après un effort, l'air sort quelquefois silencieusement, alors que le bègue, fatigué et sentant le besoin d'une respiration vitale, venait de renoncer à la parole ; d'autres fois, le bègue profite de la brusque sortie de l'air pour expulser à la hâte le mot matériel dont il avait l'image dans sa pensée et qui était retenu prisonnier entre sa glotte et ses poumons. Tantôt, l'air en passant par la glotte, à peine et trop peu ouverte, produit un son guttural et rauque qui rappelle le gémissement profond du fendeur de bois ou un sourd jappement ; tantôt, la glotte s'ouvrant et se refermant

(1) Bégaiement, Dictionnaire des sciences médicales, page 740, Guillaume.

d'une manière saccadée, le bègue répète convulsivement la même syllabe, ce qui a fait comparer son
langage au glouglou d'un liquide qui s'échappe par un
goulot trop étroit. Il est évident que dans tous ces cas
il y a eu excès de tension et spasme des cordes vocales
dont le bègue n'est pas maître. Il ne sait pas faire la
manœuvre glottique.

Par conséquent,

1º Pour l'habituer à être maître de sa glotte, nous
l'obligeons à effectuer une puissante inspiration et à
accompagner l'expiration d'arrêts volontaires, tantôt
réguliers, tantôt irréguliers, en prononçant avant chaque
arrêt la lettre A.

2º Pour l'habituer à maîtriser la poussée du courant
d'air qui produit le son, en faisant vibrer les cordes
vocales, nous lui faisons répéter le son A sur le même
ton, mais avec des intensités différentes, c'est-à-dire
tantôt fortement, tantôt faiblement, selon sa volonté.

CHAPITRE VI

—

Jeu du mécanisme sus-laryngien.

———

Phénomène de l'articulation.
Pétrin de la parole.

Les principales pièces de cet appareil sont : le palais
de la bouche, les joues, la langue, les dents, le nez et
les lèvres. Ce sont ces divers instruments qui servent
à *pétrir* les lettres. Pour bien connaître les difficultés
d'articulation que rencontrent les bègues, nous devons
considérer les lettres au point de vue de leur son, et au
point de vue des organes qui servent à les articuler.
Cette étude qui paraît puérile est cependant très importante, car en général les bègues pétrissent mal
leur parole.

ART. 1. — *Division des lettres basée sur leur son.*

Comme les grammairiens, nous divisons les lettres
en voyelles et en consonnes ; voici leurs différences
physiologiques et les conclusions pratiques que nous
en tirons dans l'anti-bégaiement.

§ 1. Voyelles ; leur caractère.

Suivant leur caractère, on appelle ces sons :
1º *Vocaux*, comme l'indique leur nom ; quoique
ces sons soient surtout produits au larynx, ils sont

cependant aussi pétris, complétés par la langue, mais surtout par les lèvres après leur passage dans la bouche.

2º *Distincts* ; ils peuvent former seuls autant de syllabes sans l'adjonction de consonnes.

3º *Stables :* c'est-à-dire qu'ils peuvent être prolongés à volonté, aussi longtemps qu'ils sont alimentés par le courant d'air.

§ 2. Consonnes ; leur caractère.

Les consonnes, au contraire, représentent des sons:

1º Principalement *articulés :* c'est-à-dire formés surtout par les organes sus-laryngiens.

2º *Confus :* ne pouvant, seuls, constituer une syllabe. Les consonnes ne peuvent produire un son que lorsqu'elles sont associées à une voyelle avec laquelle elles sonnent ; de là leur nom.

3º Tantôt *stables :* pouvant être prolongés à volonté, mais, en tant que sons confus ; C (doux), Ch, J, L, Ll, M, N, R, S, X, Z. Tantôt *demi-stables* ou *demi-explosifs :* pouvant être moins prolongés que les précédents : B, D, Gue. Tantôt *instables ou explosifs:* ne pouvant se prêter à aucun prolongement: P, T, K.

§ 3. Conclusions pratiques.

Ces différences physiologiques des voyelles et des consonnes, ainsi que des consonnes entr'elles, nous autorisent à tirer les conséquences pratiques suivantes:

1º Les sons voyelles étant tous stables sont, pour le

bègue, plus faciles à prononcer[1] que les sons consonnes qui sont très confus ; les mots qui commencent par une voyelle seront donc articulés plus facilement que ceux qui commencent par une consonne. Aussi, on voit des bègues qui, pour dissimuler leur défaut, commenceront quelquefois la première de leurs phrases par une voyelle.

Par conséquent avec le physiologiste anglais Ch. Bell, nous procédons toujours, dans nos exercices, par des syllabes dont la première lettre est un son voyelle.

2° Pour beaucoup de bègues, les syllabes les plus difficiles sont celles que commencent les lettres demi-explosives et surtout les explosives ; d'abord, à cause du caractère explosif de ces lettres qui exigent des mouvements précis et qui ne se prêtent pas à la prolongation du son ; puis, aussi, parce que, pour les prononcer, ces bègues font passer le courant d'air par le nez et non par la bouche ; voilà pourquoi leur bégaiement est appelé : *expiré nasal*. Lorque ces bègues ont le coriza ils bégaient moins, car leur membrane muqueuse enflammée obstruant les fosses nasales, le courant d'air est obligé de passer par la bouche comme chez les libre-parlants.

Par conséquent, avec le savant Müller, nous obligeons le bègue à faire le 6° exercice où ne se trouvent que des mots stables et puis à faire le 7° exercice où ne se trouvent que des mots demi-explosifs ou tout-à-fait explosifs.

(1) Cependant on trouve des bègues qui prononcent difficilement les syllabes commençant par une voyelle. Nous donnons à cette variété de bégaiement le nom de *bégaiement vocal*.

ART. 2. — *Division des lettres basée
sur les organes sus-laryngiens qui servent
principalement à leur articulation.*

A ce point de vue les lettres se divisent en labiales
et linguales.

§ 1. LABIALES

On les appelle ainsi parce que, lorsqu'il s'agit de
voyelles, les lèvres jouent, en les articulant, un grand
rôle, et lorsqu'il s'agit des consonnes, les lèvres jouent,
en les articulant, le principal rôle.

Nº 1. Labiales voyelles.

Dans la catégorie des labiales on range toutes les
voyelles : a, é, i, — o, e, u. Nous avons supprimé *y*
parce que dans la prononciation il se confond avec
le son de i ; mais nous y avons ajouté *e* muet parce
que physiologiquement *e* diffère de *é*. Essayez donc
de prononcer ces deux voyelles avec le même écar-
tement des lèvres.

Nous laissons un peu de côté le mouvement de la
langue qui, chez le bègue, s'effectue, ici, d'une façon
normale. Pour A et O on la déprime sur le plancher
de la bouche et on la refoule vers le fond. Pour É et E
on l'avance un peu et on relève son dos. Pour I et U
on l'avance encore davantage jusqu'à lui faire toucher
la racine des dents inférieures et on la relève du dos
jusqu'à lui faire friser le palais de la bouche.

Mais ce qui doit, surtout, attirer notre attention dans l'émission des voyelles, c'est la manœuvre labiale que peu de spécialistes ont sérieusement étudiée. Les uns se bornent, dans la lecture et la conversation, à faire chanter les voyelles en cadence ; les autres, à séparer brusquement les syllabes. Quant à nous, nous apportons un soin spécial à faire manœuvrer normalement les lèvres dans l'articulation de chaque voyelle, soit séparée, soit accompagnée d'une ou de plusieurs consonnes. Nous sommes convaincu, avec le Dr Guillaume, que le jour où les bègues seront maîtres de leurs lèvres ils auront dompté une grande partie de leur bégaiement.

Les 6 voyelles constituent 2 groupes très différents par la position opposée des lèvres dans la prononciation de chaque groupe.

Le premier groupe composé de *a, é, i*, est caractérisé par un mouvement très accentué de *tension des lèvres en arrière*. Pour *a* la bouche est dans la plus grande ouverture en hauteur et les lèvres tendues se dirigent en arrière. Pour *é* l'ouverture est un peu plus réduite et les lèvres se tendent davantage en arrière. Pour *i* l'ouverture est encore plus réduite, la bouche s'élargit et les lèvres se tendent beaucoup plus vers les oreilles *en imitant le rire.*

Le deuxième groupe composé de *o, e, u*, est caractérisé par un mouvement très accentué de *froncement des lèvres en avant*. Pour *o* la bouche est ouverte, un peu dans le sens de *a*, mais en formant un rond, les lèvres sont un peu avancées, froncées et plissées. Pour *e* l'ouverture de la bouche est un peu plus restreinte et les lèvres plissées s'avancent un peu plus. Pour *u* l'ouverture ronde de la bouche est encore plus restreinte et les lèvres toujours froncées s'avancent davantage *en imitant la moue.*

Si nous insistons sur ces détails c'est parce que la manœuvre labiale est l'âme de la parole : car il doit y avoir dans chaque syllabe an moins une voyelle. Ces mouvements, qui sont d'un usage continu, sont très utiles pour l'orateur dont ils rendent la prononciation nette, claire, limpide et qui, malgré une voix faible, réussit, avec leur précieux concours, à se faire entendre dans une vaste enceinte, tout en ménageant ses poumons et son larynx. Pour que la parole soit comprise et entendue, dit M. J. Colombat, la netteté des articulations est encore plus indispensable que le volume de la voix. Mais cette manœuvre est bien plus utile au bègue, parce qu'en forçant les lèvres à se dilater et à se contracter, selon la volonté, il prévient les contractions musculaires et les mouvements convulsifs des lèvres de la bouche et des lèvres de la glotte qui, d'après le Dʳ Guillaume, doivent être synergiques.

Lorsqu'il y a contraction musculaire des lèvres, on donne à cette variété de bégaiement le nom de *bégaiement tonique*[1] ; au contraire, lorsqu'il y a agitation convulsive des lèvres on lui donne le nom de *bégaiement clonique*[2]. Jamais ces deux variétés n'existent chez le même sujet.

[1] Du grec *tonos*, contraction.

[2] Du grec *clonos*, mouvement tumultueux.

Par conséquent nous obligeons le bègue :

1° A bien syllaber, à fortement articuler, à faire vigoureusement la manœuvre labiale dans le 3e exercice, le 4e, le 5e, le 6e, le 7e et le 8e.

2° A prolonger le son des voyelles, à les chanter même un peu en s'arrêtant sur elles, mais de manière à lier les syllabes entr'elles.

3° A faire très *souvent* pendant la journée avec un peu d'exagération les mouvements de *tension* des *lèvres en arrière* et de *froncement des lèvres en avant*, tout en prononçant les deux groupes de voyelles, soit à haute voix, soit à demi voix, soit à voix basse. « Rira qui voudra, dit le Dr Guillaume, « (bègue), mais nous affirmons que ces petits exer- « cices qui composent la manœuvre labiale sont pour « les bègues d'une importance majeure et c'est à eux « que nous sommes, personnellement, le plus rede- « vable des progrès obtenus. »

N° 2. Labiales consonnes.

Dans la catégorie des labiales on place aussi les consonnes B, P, M. — F, V. Pour prononcer les trois premières, on ferme les lèvres en avant ; puis on les sépare brusquement en rejetant l'air avec plus ou moins d'explosion.

Cependant, pour M, le jet de l'air se fait en partie par le nez avant l'explosion. Pour prononcer les deux dernières, on rapproche la lèvre inférieure du tranchant des dents de dessus et on l'en sépare, avec la différence que pour V le courant d'air est accompagné d'un frémissement guttural.

Conclusions pratiques.

Comme les lettres qui appartiennent à une même catégorie et surtout à un même groupe sont parentes physiologiquement, lorsque le bègue éprouve quelque difficulté pour la lettre d'une catégorie ou d'un groupe, il éprouve ordinairement de l'embarras pour les voisines dans cette catégorie ou dans ce groupe. Et, si dans cette catégorie ou dans ce groupe il y a quelque lettre facile pour le bègue, il faut, pour le mettre sur la voie, lui faire prononcer cette lettre facile avant de lui faire articuler celle qui est difficile, et les lui faire souvent articuler l'une à la suite de l'autre. On trouve des bègues qui devinent le secours qu'ils peuvent tirer de cette facilité ; ainsi, pour faire cesser momen- tanément la difficulté de la labiale P, nos rusés la font précéder du son confus et nasal de M qu'ils peuvent prolonger à volonté ; pendant ce temps, leurs lèvres, qui sont sur la voie, effectuent la syllabe commençant par P.

Par conséquent, afin d'habituer le bègue à faire mouvoir ses lèvres en tous sens, nous l'obligeons :

1° A bien articuler chaque consonne labiale isolée ;

2° A bien articuler des syllabes où ne se trouvent que des voyelles et des consonnes labiales. Cet exercice où ne se rencontrent que des labiales est ordinairement plus facile que celui où se trouvent des linguales. Voilà pourquoi nous faisons exécuter des exercices sur les consonnes labiales avant de procéder aux exercices sur les linguales.

8

§ 2. LINGUALES

Elles sont ainsi appelées parce qu'on les prononce surtout avec la langue.

Les linguales sont D, T — L, N, R — Cha, J, S, Z — Gna, Lla — Gue, K, Q, X. On les divise en 5 groupes.

1er groupe : D, T. Elles sont appelées *linguo-dentales*, parce que, pour prononcer T, la pointe de la langue frappe sèchement contre la racine des dents supérieures[1] ; Pour D, elle frise le tranchant de ces deux dents et le passage de l'air fait une douce résonnance.

2e groupe : L, N, R Elles sont appelés *linguo-palatales* parce que, pour les prononcer, la pointe de la langue un peu recourbée s'applique contre la partie antérieure du palais ; avec la différence que pour N il y a un son nasal et pour R la pointe de la langue, un peu recourbée vers le milieu du palais, fait, contre lui, avec la poussée de l'air, un roulement très vibrant.

3e groupe : Cha, J, S, Z. Elles sont appelées *linguo-palatales-soufflées*, parce que, pour les articuler, les lèvres étant séparées et un peu portées en avant, la langue frise le palais ; l'air qui passe, entre la langue

(1) La plupart des bègues, par suite de la paresse de leur langue et de ses mouvements habituellement désordonnés, mettent, pour prononcer ces deux dentales, leur langue entre les dents inférieures et supérieures et, quelquefois même, la font sortir un peu hors de la bouche. Voilà pourquoi le Dr Chervin, oubliant les égards que l'on doit à un confrère, traite trop sévèrement le Dr Guillaume (bègue). Celui-ci — après n'avoir examiné que lui-même — avait commis le crime d'appeler D. T, lettres inter-dentales. (*Analyse physiologique des éléments de la parole,* par le Dr A. Chervin, p. 43.)

et la voute palatine fait, alors, entendre un léger sifflement.

4e groupe : Gna, Lla. Elles sont appelées *linguo-palatales-mouillées*, parce que leur articulation semble accompagnée d'une sécrétion de salive. Pour les prononcer, les dents étant visibles, la langue s'applique, en entier, contre le palais ; avec la différence que pour le *Gna* il y a de plus un son nasal.

5e groupe : Gue, K, X [1]. Elles sont appelées : *linguo-palatales-gutturales*, parce que pour les prononcer la pointe de la langue se dirige, doucement, contre la racine des dents inférieures, son dos frise la voute de l'entrée du gosier et l'air, en traversant cet étroit passage, produit un son guttural.

Il y a des bègues qui, pour voiler leur bégaiement dans la prononciation d'une syllabe commençant par une linguale difficile, la font précéder du son confus de sa parente N ; ces petites ruses ne sont que des palliatifs et non des curatifs ; par conséquent *si nous les employons parfois au commencement, c'est parce qu'ils sont utiles pour amener le bègue à la prononciation de quelques syllabes rebelles.*

Ces notions élémentaires sur les linguales paraissent puériles ; mais elles sont d'une grande importance. En mettant un bouchon ou un fort osselet entre les petites molaires du bègue, on pourra lire facilement ce qui se passe dans sa bouche et on constatera que la

[1] Nous omettons les linguo-palatales-gutturales Q et C (dur) parce que, au point de vue physiologique, elles sont semblables au K.

manœuvre linguale souvent s'exécute très mal, surtout pour la prononciation du D, du T et de l'X.

Pour prononcer les labiales, la langue peut rester sur le plancher de la bouche ; elle n'a qu'à se soulever plus ou moins, pour restreindre, selon la lettre, l'ouverture du gosier ; mais pour les linguales, elle doit changer souvent de position ; alors, elle se livre à des mouvements convulsifs, ne sait pas passer à une autre syllabe, et exécute de nouveau le même mouvement. Or, comme le remarque le Dr Guillaume, la langue étant un organe musculaire est moins disposée à se livrer à des contractions convulsives lorsqu'on l'a soumise, surtout avant de la faire mouvoir, à une contraction volontaire.

Conclusions pratiques.

Par conséquent nous obligeons le bègue, pendant l'inspiration :

1º A immobiliser énergiquement la pointe recourbée de la langue contre la partie antérieure de la voute palatine ; nous consignons ainsi *en haut* la pointe de la langue parce que c'est vers le palais que la langue doit manœuvrer pour prononcer presque toutes les linguales, qui sont les consonnes les plus nombreuses, et parce que le bègue a souvent une grande tendance *à clouer sa langue paresseuse au plancher de la bouche,* tandis que le libre-parlant lui donne ordinairement, même dans le silence, une direction opposée en l'appliquant contre la voute. Il fera cette immobilisation, souvent dans la journée, soit lorsqu'il sera inactif, soit lorsqu'il fera les exercices de la manœuvre respiratoire ou laryngienne, soit, surtout, lorsqu'il inspirera avant le commencement de chaque phrase, dans la lecture et la conversation. Cette immobilisation de la langue que nous devons à Mme Leigh, la fortifiera et la rendra moins vagabonde dans la parole.

2° Enfin, et nous en avons fini avec les articulations, nous l'obligeons à faire souvent des exercices de prononciation des consonnes linguales seules ; de plus, à bien articuler les syllabes où ne se trouvent que des voyelles et des linguales.

CHAPITRE IV

—

Variétés du bégaiement.

Ce qui constitue la gravité du bégaiement, ce ne sont ni les contorsions, ni les grimaces, ni les autres mouvements choréiques ; ce n'est pas sa continuité ; ce n'est pas, précisément, la difficulté plus ou moins grande qu'éprouve le bègue devant telle ou telle syllabe ; ce ne sont pas les répétitions fréquentes comme on le croit communément : ce qui caractérise l'intensité du bégaiement c'est la forme qu'il revêt habituellement, c'est-à-dire sa variété. La connaissance de ces variétés est donc très utile pour fixer le pronostic et indiquer le traitement.

Il y a dans le bégaiement de très nombreuses variétés et le bègue qui a plusieurs variétés ne les présente pas toujours. Cependant, une observation attentive nous fait constater chez le même élève des variétés qui se montrent fréquemment. Voici les formes les plus communes dont nous empruntons les noms, principalement aux Drs Becquerel, Müller, Kussmaul et Chervin.

§ 1. Variétés qui atteignent surtout l'appareil respiratoire.

1. *Bégaiement inspiré.* Le bègue parle pendant de brusques inspirations et fait entendre, ou bien un son étranglé, haletant, comme un sanglot, ou bien la

voix caverneuse d'un ventriloque. Il ne sait pas inspirer, il fait mouvoir les lèvres de sa glotte, au rebours, c'est-à-dire quand il inspire, au lieu de ne les faire mouvoir que quand il expire. Pour s'en corriger, tous les exercices de la Méthode lui sont utiles, mais surtout les deux premiers. Ce hégaiement est très tenace. (V. p. 96, 97, 98, 125).

2. *Bégaiement expiré par anticipation.* Le bègue exhale tantôt avant de parler, tantôt en parlant, toute la provision d'air qui aurait suffi pour arriver à la fin de la phrase ; il ne sait pas expirer lentement au fur et à mesure de l'émission des syllabes ; il ne sait pas faire la lutte vocale. Pour s'en corriger, tous les exercices de la Méthode lui sont utiles ; mais, surtout, les deux premiers. (V. p. 99.) Cette variété est très répandue.

3. *Bégaiement expiré nasal.* Le bègue expire quand il ne faudrait pas, par les fosses nasales, surtout dans les syllabes commençant par P, T, K. Pour s'en corriger, tous les exercices de la méthode lui sont utiles ; mais surtout le septième (voir p. 100, 108, 128.) Cette variété est très grave.

§ 2. Variétés qui atteignent surtout l'appareil glottique.

4. *Bégaiement tonique.* Le bègue contracte sa langue mais surtout ses *lèvres* qu'il ferme, et cette contraction musculaire a lieu aussi très probablement aux lèvres de la glotte (voir p. 111, 127.) Pour se corriger de ce bégaiement que l'on pourrait appeler *fermé,* tous les exercices de la méthode lui sont utiles ;

mais surtout les trois premiers et le résumé de la gymnastique verbale.

5. *Bégaiement clonique.* Le bègue agite convulsivement sa langue et particulièrement ses *lèvres.* Pour s'en corriger, tous les exercices de la méthode lui sont utiles ; mais surtout les quatre premiers et le résumé de la gymnastique verbale (voir p. 111.) Ce bégaiement que l'on pourrait appeler *ouvert* est principalement constaté chez les bègues qui ont un tempérament nerveux. Le bégaiement tonique et le bégaiement clonique ne co-existent jamais chez le même sujet [1].

6. *Bégaiement vocal.* Le bègue prononce difficilement même les syllabes qui commencent par une voyelle (voir p. 108.) Pour s'en corriger tous les exercices de la méthode lui sont utiles ; mais surtout le troisième. Cette variété indique un bégaiement très accentué et difficile à redresser.

§ 3. Variété qui atteint surtout l'appareil articulateur.

7. *Bégaiement consonnant.* Le bègue prononce difficilement les syllabes qui commencent par telle ou telle consonne (voir p. 113, 116.) D'après Kussmaul le bégaiement est grave lorsque le bègue éprouve de la difficulté pour articuler les syllabes commençant par Ch ou F. Pour s'en corriger, tous les exercices de la méthode lui sont utiles ; mais surtout le quatrième, le cinquième, le sixième, le septième et le huitième.

---

[1] On pourrait affirmer, il nous semble, que le bégaiement tonique est accompagné de crampes et le bégaiement clonique accompagné de spasmes.

§ 4. Variété qui atteint surtout l'âme du bègue.

8. *Bégaiement psycho-organique.* Le bègue n'hésite pas dans la lecture, il n'hésite que dans la conversation (voir p. 88, 90.) Pour s'en corriger, tous les exercices de la méthode lui sont utiles ; mais surtout les quatre derniers. Ce bégaiement qui ne capitule qu'après tous les autres est celui contre lequel les élèves, ayant suivi un cours régulier, doivent se tenir le plus en garde.

CONCLUSION GÉNÉRALE

« Plus les mouvements de prononciation sont compliqués, dit le Dr Guillaume, plus s'impose l'obligation de les dissocier. » Comme on l'a vu dans l'exposé de notre méthode, c'est ce principe que nous avons appliqué d'une manière simple mais scientifique.

Grâce à la division de notre méthode en douze exercices, la manœuvre vocale devient plus variée et plus intéressante. Grâce à la possibilité de faire ces exercices à demi-voix ou à voix basse, la manœuvre n'est pas pénible. Grâce à l'exiguïté du temps qu'il faut y consacrer, la lutte est abordable. Nous avons beaucoup diminué avec le Dr Guillaume *ces éternelles lectures à haute voix qui par leur longueur rendaient la persévérance presque impossible et qui, lorsqu'elles étaient seules, étaient fatalement suivies de rechutes*

décourageantes ; nous les avons remplacées : 1° par
le résumé de la gymnastique verbale fait dans les
moments perdus *très fréquemment* pendant la journée,
car tout ce qui est action se fortifie en se répétant ;
2° par l'articulation des syllabes contenues dans les
huit premiers exercices de la méthode et qui ne
demandent pas plus d'un quart d'heure. Nous sommes
convaincu qu'un quart d'heure de conversation méthodique est plus utile qu'une heure de lecture.

Quant à la prolongation de ces courts exercices de
persévérance, nous avons dit loyalement aux bègues,
dans nos conseils, qu'ils devaient nécessairement les
faire chaque jour jusqu'à ce qu'ils sentiront qu'ils ont
complètement conquis la liberté de la parole, qu'ils
sont à l'abri des rechutes et qu'ils n'en ont plus besoin.
Il faut donc que *l'énergie de volonté dont ils ont fait
preuve pendant le traitement les accompagne
longtemps encore, lorsque le traitement proprement
dit est terminé, afin de prévenir le retour de la
mauvaise habitude.*

ÉPILOGUE
—

Le bègue dans l'histoire.
———

*Un feuillet de l'album d'un professeur
d'anti-bégaiement.*

Il est certain qu'il y a, dans ce bas monde, depuis
bien longtemps, des bègues dont le bégaiement est
plus ou moins bien épanoui ; mais l'histoire, avare de
renseignements sur eux, semble avoir reçu un mot
d'ordre de ces malins et ne nous a transmis leurs
noms qu'à regret. Cependant, nous pouvons citer
Moïse, le législateur des Hébreux, comme étant le plus
ancien, le plus illustre et le mieux caractérisé de tous
les bègues connus. Nous pourrions même ajouter qu'il
a été le bègue le plus courageux, comme bègue,
puisque, sans fausse honte, il nous a transmis lui-
même des détails sur la cause, la nature et les effets
de son infirmité[1]. Malgré nos recherches, nous n'avons
trouvé nulle part le bégaiement de Démosthènes, mais
les professeurs de rhétorique nous en voudraient si
nous ne prononcions pas son nom à propos de bègues[2].

[1] Exode : ch. III, v. 2, 3, 4, 5. — ch. IV, v. 10, 12, 13,
14, 15, 16. Bégaiement tonique ou fermé de Moïse, ch. VI,
v. 12, 30.

[2] Kussmaul pense que l'on attribue à Démosthènes tous
défauts d'articulation afin d'encourager les bègues par un
brillant exemple d'ardeur phonétique.

Michel II de Constantinople, Louis II et Louis XIII [1], rois de France, étaient réellement bègues.

Puisque nous ne pouvons guère examiner les bègues du passé, rien ne nous empêche de regarder les bègues que nous voyons chaque jour d'un œil peut-être un peu trop distrait.

En général, ils sont très timides et très silencieux avec les étrangers. Cette crainte et ce manque d'assurance viennent de ce qu'ils s'exagèrent les difficultés que rencontrera leur parole ou de ce qu'ils jugent, témérairement, les dispositions de ceux qui les entendront. Mais, à part quelques rares exceptions, ils sont très reconnaissants à l'égard de ceux qui cherchent avec bonté à redresser leur langage ; ils sont très sensibles à un bon procédé comme à un manque d'égards. Ils sont quelquefois très humiliés ; aussi, on en rencontre qui ont un caractère concentré et très aigri. Le Dr Rullier, bègue, prétendait qu'ils étaient tous intelligents et qu'ils avaient trop d'esprit pour parler comme les autres. Nous ne partageons pas cette appréciation très flatteuse pour les bègues ; en

---

[1] Tallemant des Réaux a conté dans ses Mémoires, à propos de Louis XIII et de son infirmité, une anecdote assez amusante. M. d'Alamont, seigneur de Molandry, parlait comme le roi. Or, celui-ci, la première fois qu'il vit le gentilhomme à la cour, lui parla en bégayant et M. d'Alamont ne voulant pas bégayer comme un simple roturier lui répondit avec son plus gentil bégaiement. Le roi piqué de ce qu'il regardait comme une grave insulte allait donner l'ordre d'arrêter le mauvais plaisant lorsqu'on l'informa que le chevalier avait malheureusement la même infirmité que lui.

réalité, ils n'ont ni plus ni moins d'esprit que le reste des mortels. Cependant, le silence auquel ils sont obligés souvent de se condamner développe chez eux l'esprit d'observation ; aussi, nous ne sommes pas étonné de trouver parmi eux des médecins très distingués.

Pendant les veillées d'hiver, devant le feu qui pétille, les parents de J. de L. le font lire, de temps à autre, et chaque fois avec l'espoir de constater une diminution dans son *bégaiement inspiré*. Aujourd'hui, en lisant, il redouble d'attention, il est content et il lui semble qu'il fait des progrès. Hélas ! ce sont toujours les mêmes arrêts, les mêmes cahots, les mêmes répé-· titions, la même voix sanglotée : il inspire pendant qu'il articule.

Durant cette lecture la mère est triste : elle pense aux railleries, aux mépris dont son enfant sera toujours l'objet et aux humiliations dont il sera abreuvé. Le père, qui occupe dans le monde une haute position, entend, mais il n'écoute plus : ses yeux errants et distraits se dirigent vers l'avenir pour y découvrir ce que sera cet enfant unique ; il le voit, après avoir mal suivi ses classes, trouver devant lui peu de carrières ouvertes et celles-là même lui seront interdites par le fait de son infirmité ; il l'entrevoit paresseux et traînant sa misérable vie parmi les rebuts de la société. Tout à coup, revenant à la réalité et sortant comme d'un affreux cauchemar: « *tais-toi*, lui dit-il, *tu me fais mal.* » Pour la première fois de sa vie le pauvre enfant est blessé dans ce qu'il a de plus délicat au fond de

son âme ; à cause de son isolement il concentrait
toutes ses affections dans le foyer de la famille et, en
ce moment, tout en croyant faire plaisir à ses parents,
il les contriste. *En classe,* — se dit-il en lui-même
en fermant son livre et en essuyant une larme — *en
classe, on m'enseigne un tas de choses dont je ne me
servirai peut-être jamais, pourquoi donc ne
m'enseigne-t-on pas à bien parler ?...* Mère de
famille, plaignez votre enfant et s'il n'est pas heureux
avec ses condisciples, qu'il trouve au moins un abri et
une consolation dans vos bras ; veillez sur lui comme
un ange gardien : son jeune cœur aimant et cependant
ulcéré se tournera bientôt vers le mal ; le vice le guette
déjà comme une proie facile.

Par votre amour maternel dédommagez-le des
froissements, des petites injustices et des insuccès qui
aigrissent son caractère ; qu'après avoir souffert, il
puisse vous ouvrir son cœur et trouver dans votre
accueil le calme et le bonheur qui le mettront à l'abri
des plus mauvaises passions !

Lecteur, entrez avec nous dans cette maison d'éducation de jeunes garçons. On est en récréation ; les
enfants jouent beaucoup : c'est bon signe en faveur de
la *moralité* et de la *santé.* Mais que se passe-t-il
dans ce groupe ? que sont ces cris ? pourquoi le jeu
subitement interrompu ? Avançons.

Ce sont deux enfants qui se battaient et le surveillant
qui surveillait vient de les séparer. Pour le quart
d'heure il est juge d'instruction et président de tribunal.
L'un des deux combattants s'empresse de lui expliquer

qu'en jouant il avait accusé son partenaire d'avoir
triché et que celui-ci, pour toute réponse, lui avait
donné un coup de poing, lequel lui avait été aussitôt
rendu. L'autre fait entendre la même syllabe d'une
manière saccadée : sa bouche se ferme, ses lèvres se
contractent et se crispent ; des bruits rauques, pénibles,
accompagnés de gestes désordonnés, partent du fond
de son gosier ; sa face est rouge, les veines du cou
sont gonflées et les yeux sont saillants. Vous avez
deviné que cet enfant est bègue ; son bégaiement a la
forme tonique ; enfin, il peut articuler, mais dans son
trouble ses mots mal coordonnés le condamnent ; le
surveillant pense que les bègues, quoique bègues,
peuvent avoir tort, et, quelques instants après, le
pauvre bègue prenait, en trépignant, le chemin de
l'étude des consignés. Et pourtant, pensait-il, je
n'étais pas coupable ; c'est une injustice ; les bègues
ont toujours tort ; je préfèrerais être aveugle ou sourd-
muet. Ah ! si ma mère était là !

Nous avons plusieurs fois constaté que le caractère
concentré des bègues s'ouvre, que leur amour du
travail augmente et que leurs facultés intellectuelles
se fortifient à mesure que disparaît le bégaiement. Ils
deviennent même parleurs lorsqu'ils sentent, qu'armés
de leur méthode, ils peuvent converser sans s'arrêter.
Un de nos bègues, petit garçon de 13 ans, à la mine
éveillée, qui, avant de nous être confié faisait le
tourment de ses parents par sa désobéissance et sa
paresse, devint, lorsqu'il commença à parler un peu
correctement, un des premiers de sa classe ; mais il
fut aussi d'un babil intarissable.

Puisque nous avons le temps et que nous avons à faire à des lecteurs patients, surtout à des lectrices indulgentes, laissez-nous vous faire part d'un récit que nous fit, un jour, ce même enfant ; les mères de famille nous le pardonneront.

Il nous raconta qu'au temps où il bégayait, une veille du 1er de l'an, il avait écrit, d'accord avec sa mère, un compliment à son *cher papa* et à sa *chère maman*. La lettre jetée à la poste, devait être reçue par le père, et l'enfant devait la lire ; sa mère avait *cru remarquer* qu'il bégayait moins, et, afin de l'encourager, lui avait, d'avance, donné une étrenne de *dix sous*. Il aurait pu faire à sa mère la réponse que fit Moïse, son prédécesseur en bégaiement, à Jéhovah : « *Je vous en supplie, dispensez-moi de cette mission, chargez-en qui vous voudrez.* » Mais les étrennes ont du bon et l'enfant accepta. D'après la narration du petit, ce qui avait été combiné — à l'insu du papa auquel on voulait faire une agréable surprise — se passa tout à fait selon les prévisions..... moins la lecture du compliment.

Notre jeune héros qui avait le bégaiement *expiré nasal* put bien lire les mots *mon cher*, mais lorsqu'il fut arrivé au mot *papa* où se trouve une explosive répétée, il lança toute son expiration par les fosses nasales sans pouvoir articuler le mot ; il essaya de nouveau, mais voyant son impuissance il resta muet, et la mère prise d'un subit accès de colère..... Mais ça ne rend pas la parole aux bègues.

Et que se passa-t-il ensuite ? dîmes-nous à cet intéressant enfant.

— Alors faisant une petite risette, il ajouta : Pour ça, le soir elle me fit aller au bazar avec elle et m'acheta une ceinture. Les mères, même celles qui paraissent sévères, sont toujours les mêmes !

Lorsque cet enfant fut un peu redressé, la mère, tous les soirs, lui faisait faire une lecture ; en l'écoutant, elle comparait et pleurait de plaisir. Les mères sont toujours les mêmes ! Attendez, Mesdames, nous allons finir ; vous n'y perdrez rien. Un jour que l'enfant n'était pas là, nous demandâmes à cette mère si dans la matinée son enfant n'avait pas bégayé ; elle nous répondit que depuis plusieurs jours il n'avait pas bronché. Lorsqu'après le départ de la mère nous posâmes à l'enfant la même question, il nous avoua immédiatement avec franchise que le matin, en parlant à sa mère, il avait bégayé parce qu'en ce moment-là il ne se surveillait pas ; pouvons-nous répéter : *les mères sont toujours les mêmes pour voiler les défauts de leurs enfants* !

Mais les souffrances morales, les froissements d'amour propre, les humiliations, la gêne et la torture ne sont pas seulement le lot du bègue enfant ; le bègue arrivé à l'âge mûr y prend encore une part d'autant plus large que son intelligence a été mieux cultivée. Lorsqu'il doit, à cause de sa position, donner des ordres, il *croira* remarquer que ses paroles sont accueillies par un sourire comprimé et moqueur ou par un coup d'œil narquois jeté au voisin ; aussi, souvent il préfèrera ne rien ordonner et accepter, en silence, un travail mal fait.

Dernièrement, un maître serrurier nous racontait combien il souffrait lorsqu'il devait commander à ses ouvriers ; il nous disait que, seulement pour pouvoir donner des ordres correctement, il était disposé à accepter un traitement quelque long et pénible qu'il fut.

On a dit, avec raison, qu'en France le rire et la moquerie tuent ; pour le bègue, ils le tuent, quelquefois, non pas seulement moralement, mais physiquement. Que de bègues croyant que leur infirmité ne pouvait être ni guérie ni diminuée ont mis fin à leurs jours par le suicide ! Ils ne puisaient pas la résignation dans une haute indépendance d'idées, ou dans des convictions religieuses ; ils ne voyaient pas dans un monde meilleur, la compensation des inégalités corporelles d'ici-bas et ils n'ont pas eu le courage de supporter une vie empoisonnée à chaque instant dans les relations sociales.

Détournons nos regards du bègue qui est sans religion et quelquefois sans honneur ; pour le voir de près, nous devrions nous engager dans les bas-fonds de la société et le tableau en serait trop hideux. Quant au bègue pauvre qui sait se résigner, il prend gaiement sa place au soleil et les personnes intelligentes, au lieu de se moquer de lui, ne l'en estiment que davantage en voyant ce brave travailleur supporter si allègrement le poids de son infirmité et de sa pauvreté.

Le bègue riche va peu dans le monde. Interrogez-le, il vous répondra qu'il bénirait aujourd'hui ses parents si, quand il était jeune, ils avaient pris des moyens sérieux pour au moins atténuer son défaut qui l'empêche de *savourer les douceurs de l'opulence ;* il préférerait être moins riche et moins bègue ; mais, ajoute-t-il, il faut que j'en prenne mon parti ; à mon âge il n'y a pas d'amélioration possible. Plaignons doublement ce *pauvre* bègue : il ne comprend pas qu'il y a un plaisir supérieur à celui de la jouissance matérielle et égoïste, c'est le plaisir de faire des heureux en soulageant les innombrables misères morales et matérielles, comme le fait M. G.... (bègue), riche manufacturier d'une des plus grandes villes de France. Plaignons-le encore, parce que quoiqu'il ait beaucoup vu et beaucoup lu, il ignore qu'il y a aujourd'hui des procédés corrigeant le bégaiement au point de le rendre à peine perceptible. Le cercle de ses amis est, il est vrai, bien restreint ; qu'il s'estime encore heureux s'ils lui sont tous dévoués !

Ces portraits, ou plutôt, ces esquisses prises au passage, peuvent paraître chargées à ceux qui n'ont pas vu les bègues de près ; mais les bègues qui voudront être sincères les trouveront ressemblantes et plusieurs s'y reconnaîtront. Ils ne nous en voudront pas, car ils ne sont pas vindicatifs. Au reste, nous n'avons trahi ni leur abandon ni la confiance qu'ils ont eue en nous.

Pendant nos courses, çà et là, de belles fleurs ont attiré nos regards ; nous les avons cueillies et rangées soigneusement dans notre herbier où nous classions les plantes rares, choisies et préférées. L'occasion s'étant présentée, nous n'avons fait que détacher, *pour les profanes,* un feuillet de l'album.

Et maintenant, chers élèves, pour qui nous avons écrit ce manuel, nous vous quittons, mais nous ne vous abandonnons pas. Nous creuserons encore la question si aride et si intéressante du bégaiement ; nous continuerons à chercher tout ce qui peut vous guérir ou du moins vous redresser notablement, et nous serons heureux de vous faire part du résultat de nos travaux.

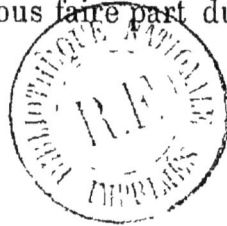

TABLE

TROISIÈME PARTIE
Notre méthode didactique d'anti-bégaiement

Épilogue

Le bègue dans l'histoire

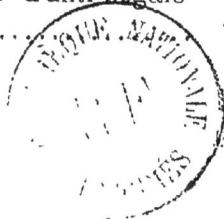

NOUVELLE MÉTHODE
D'ANTI-BÉGAIEMENT

Par M. l'Abbé TALAIRACH

Aumônier du Sacré-Cœur, à Perpignan

❧❦❧

1. *Considérations sur les bègues ; conseils aux familles*, franco par la poste.... 0 fr. 50

2. *Manuel du bègue*, 1 volume broché, franco par la poste................. 5 fr.

3. *Méthode scientifique en 12 exercices*, 1 volume broché, franco par la poste. 5 fr.

❧❦❧

www.ingramcontent.com/pod-product-compliance
Lightning Source LLC
Chambersburg PA
CBHW062021200326

41519CB00017B/4876